目 录

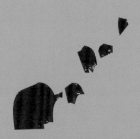

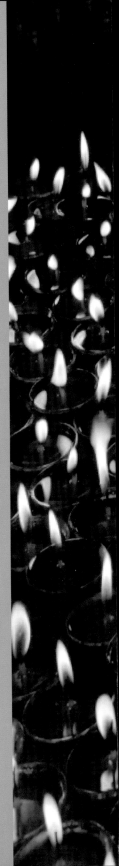

西藏感官养生书

灵性修持者

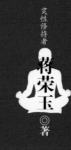

蒋荣玉 ◎ 著

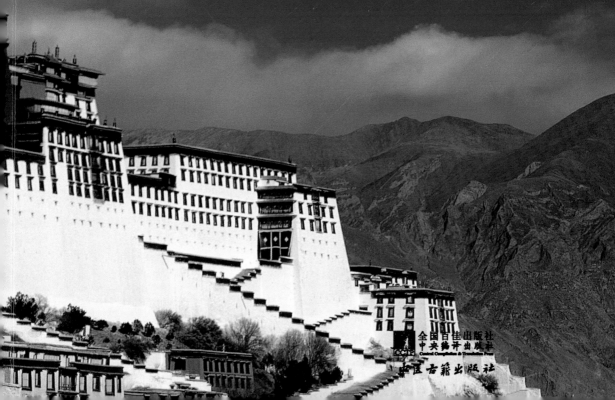

全国百佳出版社
中央编译出版社
文庄古籍出版社

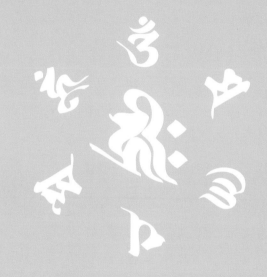

无所不在的藏地艺术——五彩经幡，五色分明的蓝、白、红、绿、黄，共舞一曲祈福之歌。

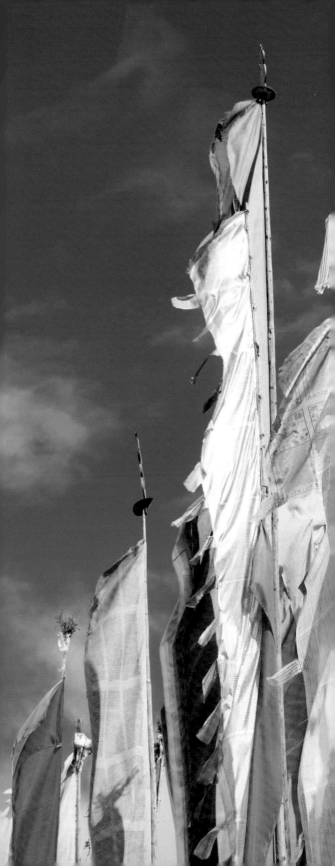

传说，在神秘的青藏高原上，住着一群勇于和自然环境搏斗、外型俊美又勇敢的康巴人，他们身材高大魁梧，性格刚毅且身手矫健，他们是天生的战士，受居住于药王城的药王门杰拉着眷顾，传授所有药性和疾病治疗法有关的养生宝典，因此，康巴人不仅懂医药，也懂养生，康巴人"永不得病"的传说似乎获得验证，引发世人对藏医、藏药与藏人养生的高度兴趣……

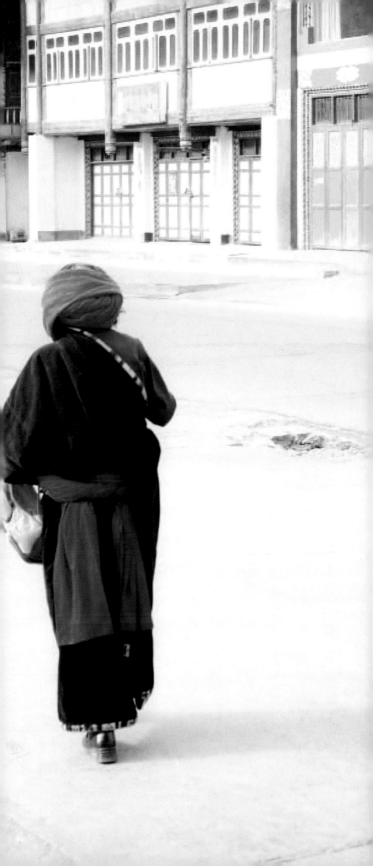

康巴人将养生概念贯彻于日常生活中，从衣食住行中落实预防医学观点。

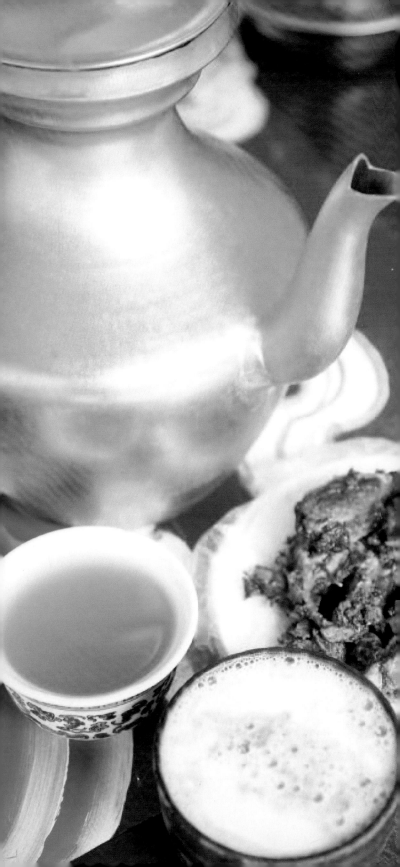

事实上，康巴人自有一套预防疾病的观念，并且懂得将疾病预防的观念落实在日常生活中，建构一套完善且独到的保健模式，可以说与现代医学推崇的"预防医学"观念不谋而合。他们懂得用青稞酒制作过程中剩余的酒糟治疗外伤，明白融化的酥油可以用来止血。

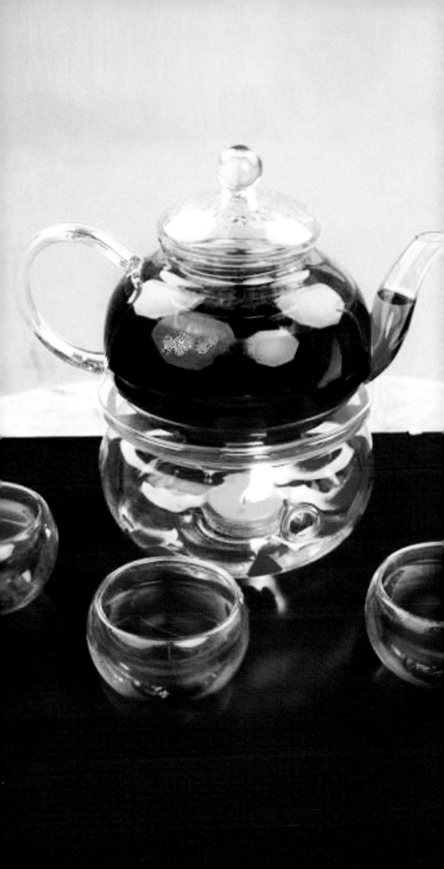

转经筒。在西藏，人们认为转一次经筒就相当于念一次经，是忏悔、消灾避难、修积功德的最好方式。

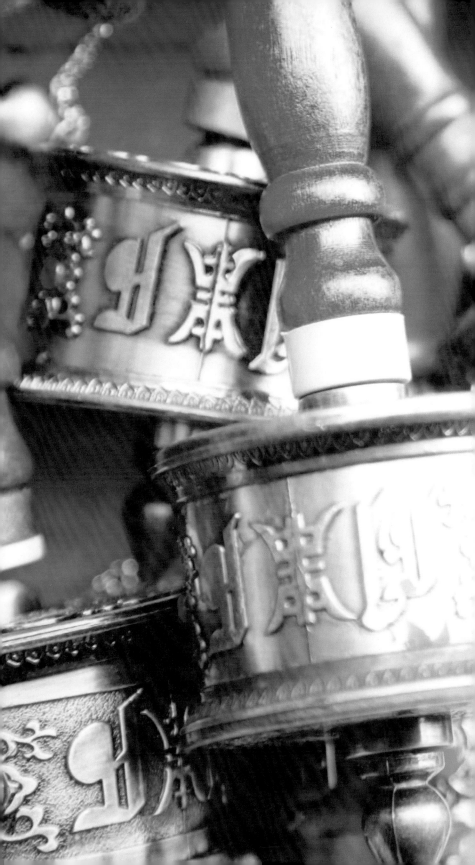

佛教文化传入西藏后，印度医学观念也随之进入青藏高原，在许多藏医与学者们的努力研究下，藏族本土医学加入印度医学理论，形成独特的藏医系统与派别。其中，北派擅长使用温热性药物，精通放血、艾灸等外治法，熟谙风湿性疾病的治疗；南派擅长使用清热解毒类凉性药物，精通草药鉴别，熟谙温热疾病的治疗。

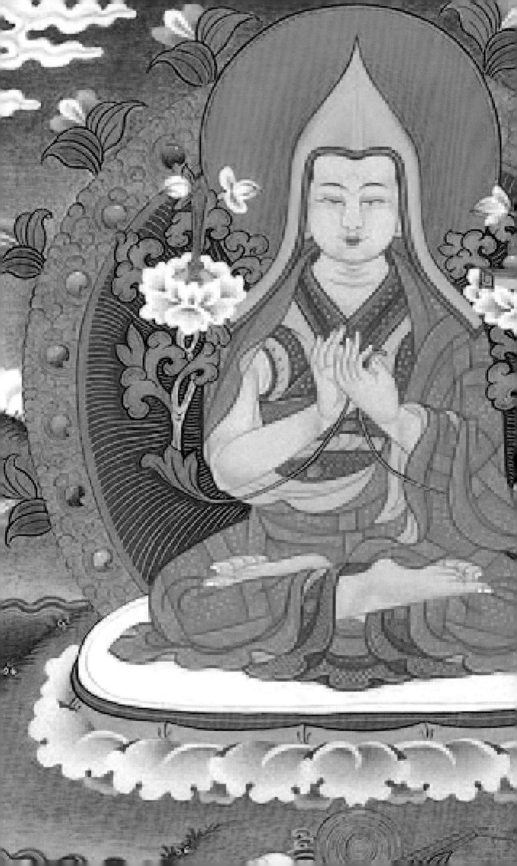

刻有美丽图样的牦牛头骨。牦牛除了是藏人饮食生活上的必需品，同时，也是藏人独特的装饰品。

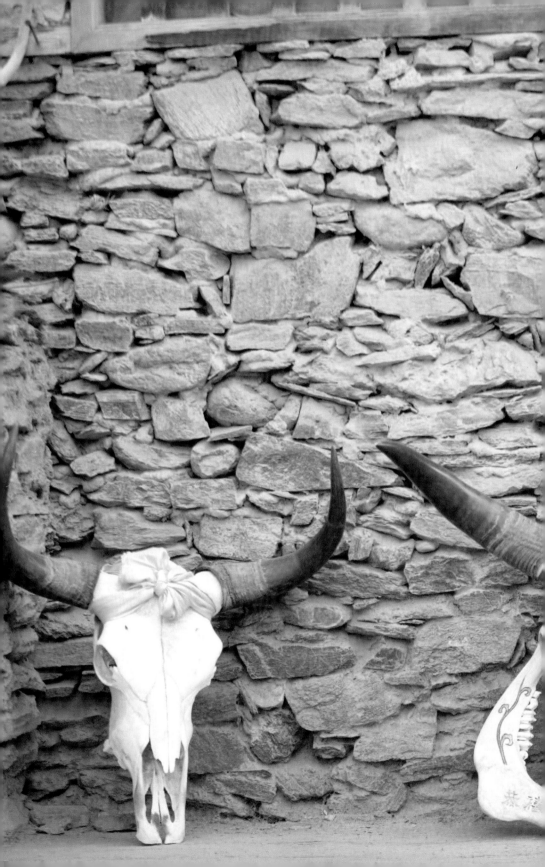

藏医特别强调调养神、养心、养性与养德，他们认为，心灵与精神层面若获得适度的滋养与调和，就能保持心态平和与情绪稳定、远离敏感、悲伤、忧虑、兴奋、激动、愤怒的负面情绪，内在平稳之后才能获得真正的健康，让疾病不致于趁虚而入。换言之，养心比养身更重要，精神调养才是藏人养生与获致长寿的不二法门!

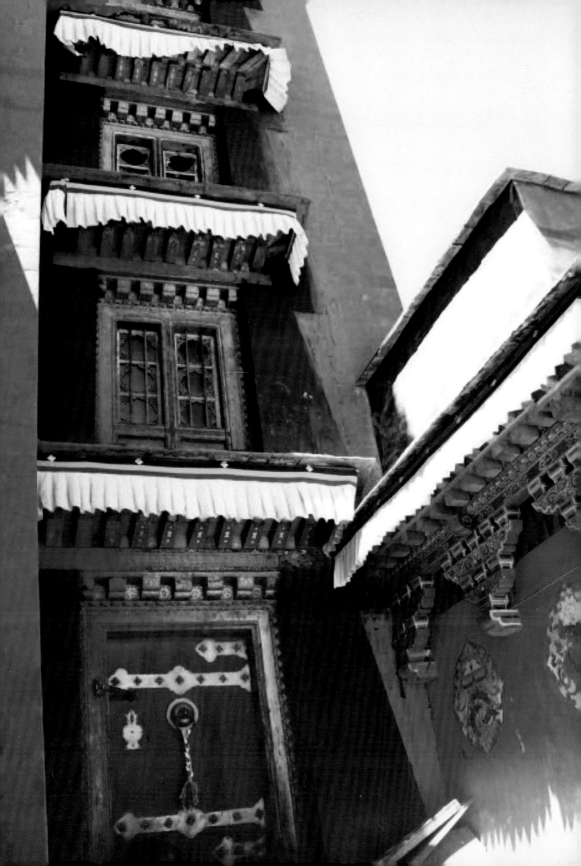

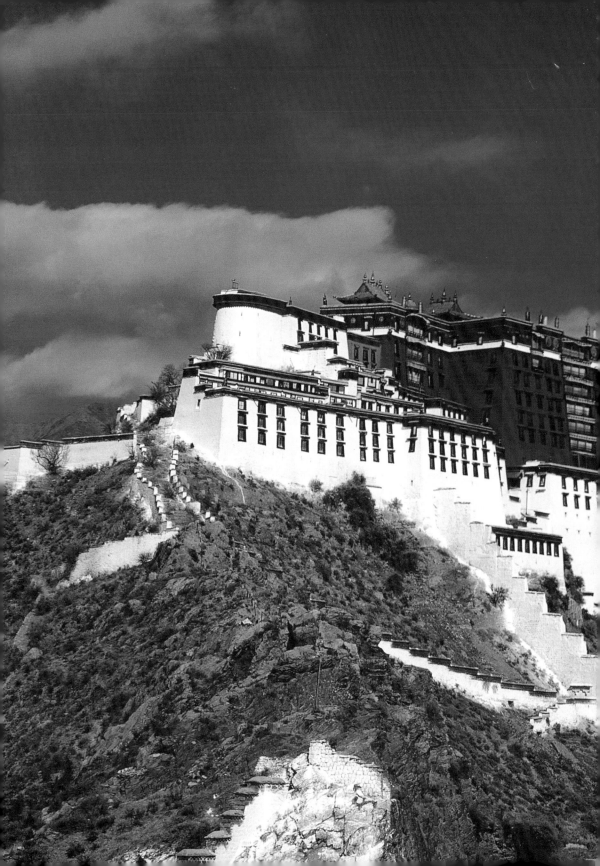

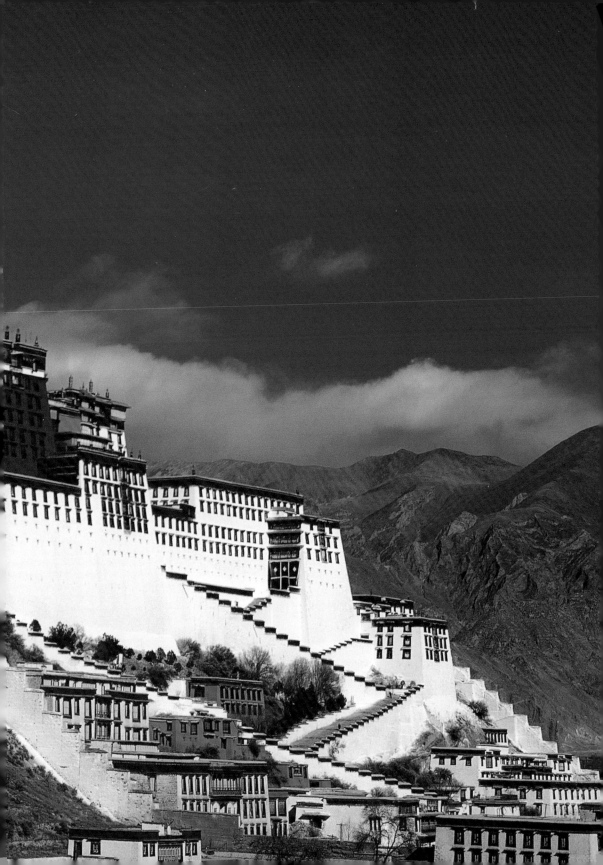

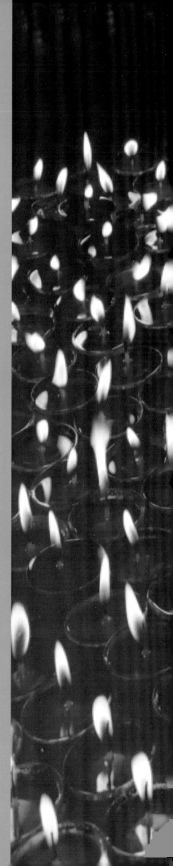

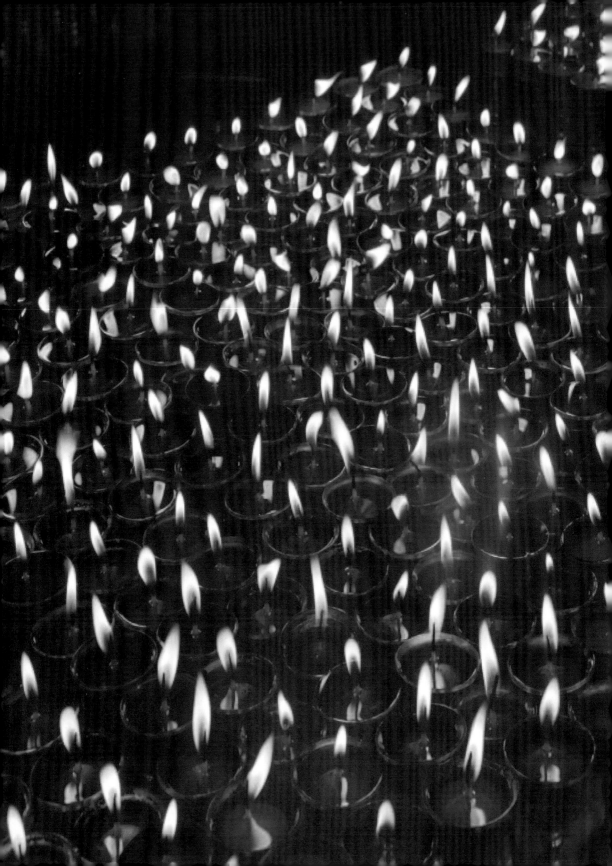

推荐序

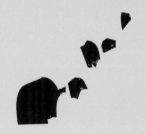

人体，是一部天人合一的无字真经！

五行焕源养生音疗讲师｜张琼如

现代人最渴求的是什么？"畅销书"是一个很具参考性的指标！

这三十年来，台湾的热门书目由"文学散文"、"心理探源"、"理财投资"、"神灵学说"……到这几年"乐活养生"的书籍大受欢迎。不难观察出，在"心理财富"和"金钱财富"中间"天人交战"数十载之后，积极解读存积在肉身的冲突讯号，找到"乐活"真义，是当今大师的研修大任！

现代科学笃信"化约主义"，视人体为极端精密的"智慧电脑"，拆析出："系统"、"器官"、"细胞"、"基因"……在"分科"的"科学迷信"思维流里，生命的精微奥秘不仅失去"见微知著"的智慧宏观，也导引人们错过"知道"、"行道"的生命学程大路！

这几年透过教学互动，览读芸芸众生化成的"生命真经"，点示、开启我透过"养生"领悟"道"理，在汗颜自己过往面对天地的无知自大之余，更谨慎地鼓励学员由"听"道、"知"道，进而"悟"道，终而亲身体行"顺天行道"，由"知'识'分子"，进化为"知'道'分子"！本书的作者蒋荣玉，将自身旅行西藏多年的观察和领悟与读者分享，希望带读者领略西藏人如何透过听觉、嗅觉、味觉、触觉、身觉等五感均衡的方式，平衡身、心、灵并达到养生效果。我们最需要学习的，正是她所鼓吹的"心美、灵动、身体更健康"的"全生命观"！

人体，是天造巧创的"无字天书"——详尽揭示："医道"、"佛道"、"伦常之道"、"生化之道"；是"山川水文"、是"凉热寒暑"、是"日月星辰"、是"银河宇宙"……群览坊间养生书，若只是为了追求"无病痛、顺度百岁"，实难以印心古人："人身难得"的欢喜赞叹，究竟所谓何来？

　　面临当今动辄"去之而后快"的西医思维，"人体是一个内部相对稳定的有机体，养生上应从整体出发"是我阅读这本书后的衷心领悟。

　　"无违"且"无为"地谦心顺应天道！是值得我们虚心师法藏人的生命智慧！跟著作者蒋荣玉，让她带着我们解读自己这本独一无二的"无字天书"，重新展开你的生命学程吧！

与环境共存，与心灵共生

安法抗衰老诊所院长

美国抗衰老医学会（A4M）暨

世界抗衰老医学会（WAAAM）亚洲区会长／王桂良

一直有"世界屋脊"之称的西藏，是地球上海拔最高的地区，在如此严苛的自然环境中长期居住，按常理推论，应该不利于人体健康，没想到如今西藏却是长寿老人最多的地区之一，这使得对西藏医学涉猎不深的我，对于拥有悠久历史的传统医学——藏医，怀有许多想要一探究竟的好奇，也感到本书所提倡的西藏养生理论确实值得一探究竟。

从事抗老临床医疗逾十五年，我深深地体会到想要追求健康，真的需要投入关注并付出努力，所幸的是，有很多阶段的保养都是自己可以做的，这也表示健康其实就掌握在每个人自己的手中。许多疾病的产生，除了跟先天所遗传的体质有一定的关系外，环境因子其实才是真正的幕后推手。人体是活的，每个人都是不同的个体，所处的生活环境、饮食习惯、所承受的压力都不一样，此外，每个人对于外界影响的反应也都不一样，因此，针对个人体质与所处环境，寻求适合个人的养生法，才能够真正达到保持健康的目的。

正如本书所提及的藏式养生观念，藏人站在预防医学的角度，根据不同的季节变化、不同的生活环境、不同的体质，衍生出不一样的养生方式，可说是相当值得喜欢一窝蜂跟随养生潮流的现代人参考，从中可以试着找出最适合自己的养生方式。

　　藏人的日常生活与宗教有密不可分的关系，他们特别重视心灵的平静、生活规律、远离污染，重视身心灵平衡的结果，这使得藏人能够通过身心灵的平衡而达到养生的效果。反观现代人大多只重视身体层面的健康，忽略了身体与心灵发出的讯号，容易使得养生效果不彰，藏人的养生观念，确实很适合现代人作为借鉴。

　　在医药技术的进步及基因工程的突破下，延年益寿已不再是梦想，问题在超越天命极限的同时能否拥有健康的体魄，这才是追求长寿的意义所在。我认为，每个人都应该做好健康资产管理，保持充沛的精力与体力，让每个人都能拥有活得久、活得好、活得健康又快乐的一生，享受自己奋斗的甜美果实。

让身心灵合一

——通往健康的生活境界

藏喜——西藏敏竹梅芭藏香台湾负责人／蒋扬群培

"创造一片净土，从你我的心开始。"作者在本书序文结尾中的这句话，实在说得好。其实不单单是生活环境，现代人的身体、心灵，都因为太过浮躁，因而累积了太多负面的能量与毒素，致使身心失去平衡与应有的健康。

现代人的生活既忙碌又紧凑，日以继夜不停工作的大有人在，连到了睡觉的时间，脑袋都还继续在工作，其实，这对身体和心灵都是很大的负荷，当你只顾着工作而罔顾身心发出的小讯号时，身体和心灵便会给你更大的警示，而到这个时候再来关切该怎么办时，通常身心的健康已经受到了极大的损伤。

与其等到健康受损再来想怎么弥补，不妨平时就给自己腾出时间，好好思考如何过一个身心灵平衡的高品质生活。

本书结合了西藏古老传说、信仰、心灵、健康、养生……等丰富内容，可说是解开了西藏给予人的神秘印象，是市面上少有的以西藏为主题的养生书，除此之外，作者融合现代观的方式，带领读者以不同的角度看待西藏这片净土及其养生文化。透过本书，读者将能体会到，大地万物都是讲求渐进式的阴阳平衡，包括人体的调整如何达到最佳状态，都必须依照人体器官五脏六腑的最佳调养时间，若运用得当，方能事半功倍。

　　本书提供了许多的养生知识，读者可以一一参考并从中找到最适合自己的方式，然而，我认为众多方法之中，用乐观、感恩的态度面对事情，用慈悲的心对待别人，才是最根本的灵药。祝福大家，透过这本书让自己的身心灵合一，通往健康、美丽的生活境界。

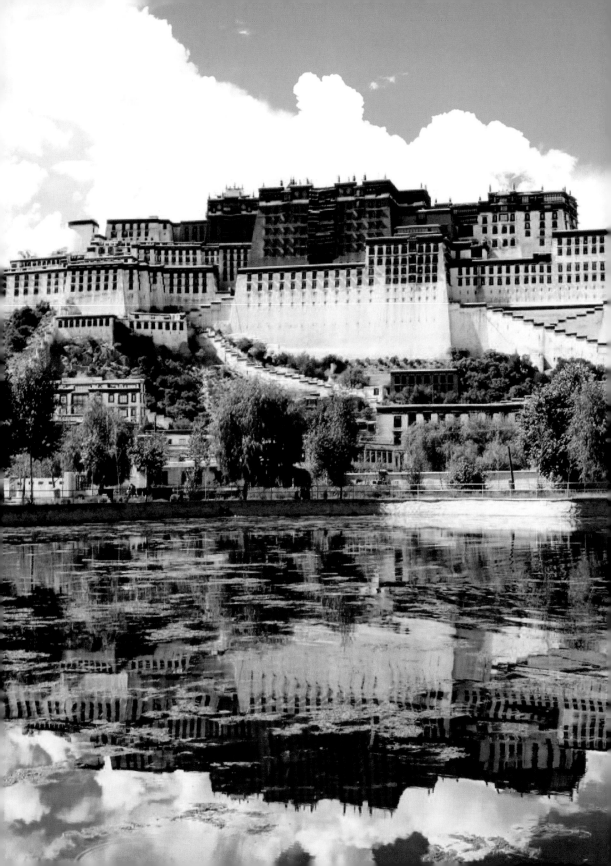

前言

西藏

——天堂一隅的人间仙境

　　藏人多半信仰藏传佛教,藏传佛教以印度佛教为依归,结合古老的西藏本土宗教—苯教与各类行之久远的民间信仰,融合成特殊的藏传教义与宗教氛围。

　　对于藏族来说,生活即为一种充满灵性的宗教回旋,因为信仰让藏人心中埋藏巨大的生命能量与克服生活困境的超凡毅力。虽然他们衣衫褴褛、外表看来历尽沧桑,但他们的眼神却无比坚定,在他们晶亮澄澈的无邪眼光中,仿佛瞥见传说中与世无争的化外之境,让人不禁沉醉在他们深邃而纯粹的凝望之中,感受到祥和与沉默的神秘能量。

　　西藏拥有丰富的古文明,它是吐蕃王朝、萨迦王朝与古格王朝的共合体,因为这样的历史融合,留给西藏丰富的文化资源,而其藏传佛教的密宗世界及灵童转世的奥秘与传说,让西藏文化更添神秘色彩,西藏的医学更融合身心灵疗愈的概念,让世人更欲探究其精微与神妙之处。

　　在西藏的养生哲学中,西藏医学与中西医并称为世界三大医学,因地处高原地区,特殊地理位置让藏人的养生观念显得不同,而特殊的宗教生活型态,让藏人更着重身心灵的调养与谐和度,讲求身心五感的巧妙养生,透过西藏式的云游生活与雪域景致、经文吟诵、神秘藏香、养生藏药、西藏药浴与藏式冥想修行，让我们了解到藏人如何透过听觉、嗅觉、味觉、触觉与身觉等五感均衡的方式平衡身心灵并达到养生效果，这样的生活意境与自然养生之法，让身处繁忙、紧凑的生活步调并仰赖药物甚深的现代人颇为羡慕。

西藏医学与中西医的不同处在于，他们将心灵上，即佛家所谓的"贪、嗔、痴"三毒所生种种情绪上的不调和及因三毒所导致的身体不谐视为病痛根源，与中西医学上将病痛因生活步调不调和所产生的环境污染、工作压力或外力压迫而引发疾病的论理有所不同。西藏医学认为"毒自心中来"，而中西医学则认为"百毒始于身"。

藏人在食衣住行上的要求非常严格，他们也讲究风水学，因此在建屋、筑房时要求"房地田地地皆宜，宅水渠水水皆津，近牧远牧草尽美，房木薪木木均佳，筑石矿石石堪夸。"就因为这样的严谨态度，所以他们在修建每间房屋时，对所喝的每一口水，所烧的每一份薪火，甚至放牧时的每一口牧草，建筑时的一砖、一瓦都十分讲究。

西藏医学经典《四部医典》记载："严寒凌烈为朗域，炎热干燥赤巴域，润腴潮湿培根域。"点出地理环境与气候的不同，对人类的生活方式、饮食习惯影响甚巨，疾病产生的方式与种类也就有所不同。而生活在西藏高原上的人们，因为长时间居住在严酷的自然环境中，生活上不乏繁重劳务困扰。在这样的情境下，他们就更需要了解高原气候环境与人体健康的关联性与因果循环，也因此，他们发现在过冷的地方容易患"隆"病。于是避免居住在多风地区，以免患病，身处特殊高原气候的他们，特别注重随时间、季节的改变而时时调整饮食，以符合养生之道。

这种因季节变化而调整饮食习惯的养生习性，非常值得学习与研究，因为身处十倍速时代的现代人，生活时间与空间被严重压缩，养生课题更显重要，而现代人常因生活习惯而偏食、不食导致营养不均衡，甚至产生疾病的例子时有所闻，因此，藏人因季节变换而调节饮食习惯的方式非常具有养生方面的参考价值。

为了让体内血液、脂肪、骨骼、骨髓更调合，使人体粪、尿、汗三种秽物平衡，平时就要注意饮食内容、环境及生活习惯的规律与节制，在选择居住环境上，必须考虑是否适合自己的体质，如果是寒性体质，就不宜居住在多风地区，免得因寒气加重而患病；体质属热性者则忌住热带地方；混合型体质者更需注意居所选择。

藏人不只注意生活条件与饮食习惯的调和，更结合宗教仪式与娱乐活动，藉由宗教的力量，使心灵富饶，并以手舞足蹈的外显动作表达自己的真实情感，甚至以之作为排解生活困境、治疗疾病、驱赶邪魔的方法。这样的"调节"与"释放"让他们的身心灵处于一种平衡、健康的境界，也让他们更具勇气与信心，而心灵上的满足，对于身体健康有极大的助益。

因为身心调和，所以青藏高原上有不少长寿老人，因为重视修行层面，心中境界与常人不同，所以人与人之间相处和谐，关系密切，再加上高原地区水质清新，动植物性食品丰富，常年食用的都是未经污染的牛奶、牛羊肉等高蛋白食品，对于他们的身心健康极有助益。也因为心灵的纯净，所以在西藏山区、林区中暴力犯罪事件极少，可见身心调和对生命与情绪的重要。

但是，人吃世间物，少有完全不生病的，那么，藏医又是如何将毒药变良药？如何调养生活习惯？藏医除了由身体的变化中判别病症，玄奇的是还能解开梦境与身体疾病之间的秘密！藏医与藏人生活中独特的祛病养生法究竟为何？

事实上，由于藏人身处高原之上，在日常生活中有着非常神奇的各类保养方法及独到的保健模式，并具有系统性、完善、独特且简单实用的治疗疾病方法与"不生病"的法门。在他们几千年来与恶劣环境搏斗的过程中，总结出优化人种的秘诀，创造了西藏式的不生病与不老神话！

环境养生是他们利用环境中有利健康的因素，消除不利因素，以保障人体健康、预防疾病的方法。从道家角度来看，藏人因为懂得天地人三者的融合，因此更懂得如何让自己顺应自然环境中的地势高低、气候冷热、山林湖泊、物产资源及居室明暗与燥湿、宁静或嘈杂、通风好坏等因素进行人体阴阳气血、脏腑功能的调养，并据此而改变生活模式。面对不同的自然环境、社会环境与人类关系变化，从中考察和认识健康现象，从人体对环境变化的适应能力和反应方式上了解人体健康与否，进而发展出一系列人体与自然环境、社会环境相关的健身理论。因此，藏人懂得如何主动地选择居住场所、调节生活起居，让身体保持阴阳调和、气血畅通的和谐状态，使脏腑功能正常运行，这一套因环境而改变的生活起居习惯及饮食调养方式，对极欲养生的现代人而言弥足珍贵。

西藏古代医学家、养生家非常强调整体观念的养生法。他们认为，人体是一个内部相对稳定的有机体，在养生上应从整体出发，他们主张促进人体的平衡与稳定发展，如在不同环境、不同季节下的起居调节、依不同季节调整食物营养摄取量及滋补方法，有病时一定要及时治疗。此外，他们鼓励动静结合，强调适度运动的重要性，将人体的精神、形体、气息有效结合起来，让身体产生整体性的循环与良性互动，进而改善人体各系统的功能，此外，运动还能促进血液循环、增进食欲、加深睡眠、增强体力、抗氧化、延缓人体衰老……，所以他们也针对不同年龄、性别、体质条件、爱好及环境条件等采取不同的健身锻炼方法。就养生而言，他们是依环境、季节、区域、年龄、性别、体质条件、爱好而设计对应的养生法，这样的养生态度是非常有医学根据的。

近年来，许多台湾人到西藏旅行，除了宗教因素——到藏传佛教发源地朝圣之外，西藏特殊的自然景观、生活环境、人文风采与宗教信仰等也让不少人开始对这一块神秘净土产生探访兴趣。摄影家庄明景到西藏探访后说："青藏高原是个秘境，而这个'净'是在于我们对这个地方知道得太少；青藏高原是个净土，这个"净"是因为我们被污染得太多。"的确，当今世人因为要得太多，所以心灵净土相对减少，一如圣严法师所说："我们需要的不多，但想要的太多。"每个人心中都有一个乌托邦，也期待建立自己的乌托邦，而世界上因为有这样的一片净土，因此吸引更多重视心灵净化的人们开始走向它，探寻这个离天堂最近的人间仙境，期望在种种环境侵扰而脱序的紊乱社会下，重新找回自己的生活目的与生命价值。

创造一片净土，从你我的心开始。

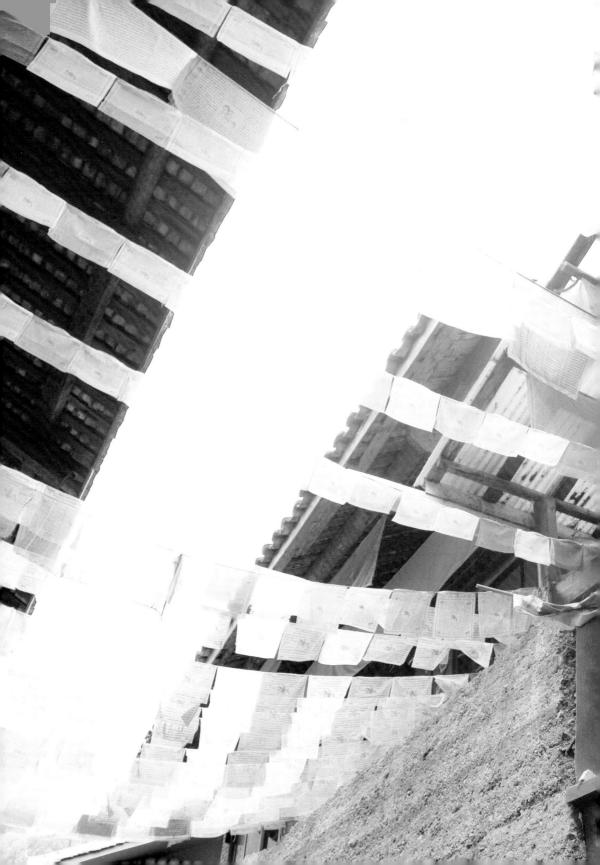

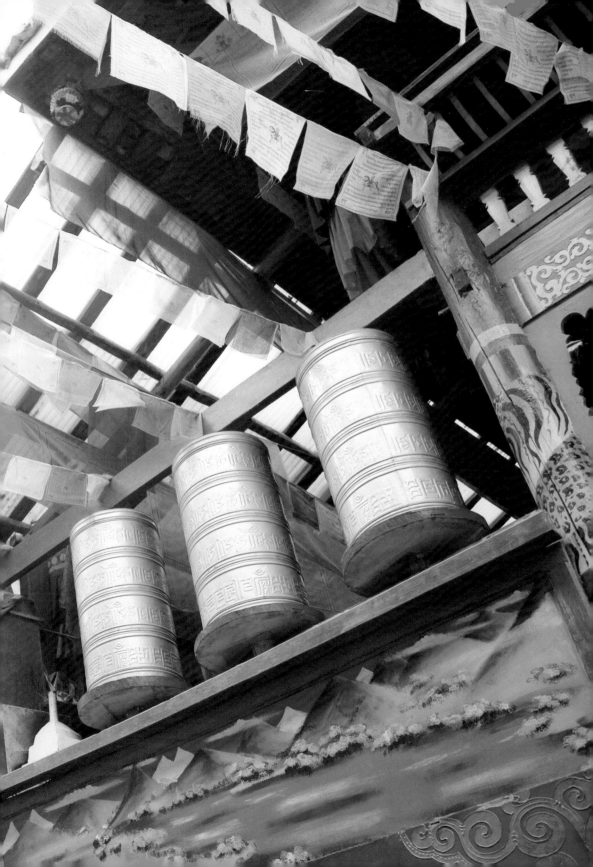

第一篇

揭开西藏的

神秘面纱

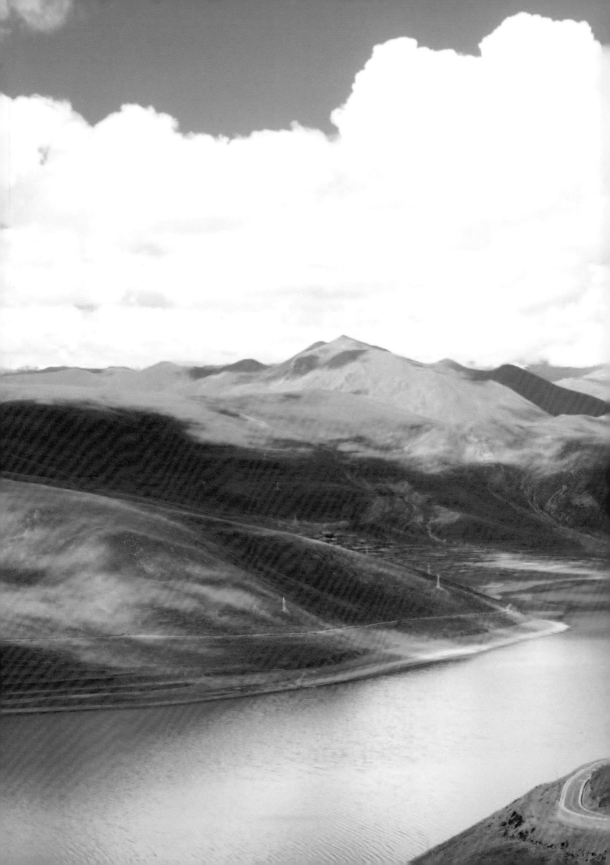

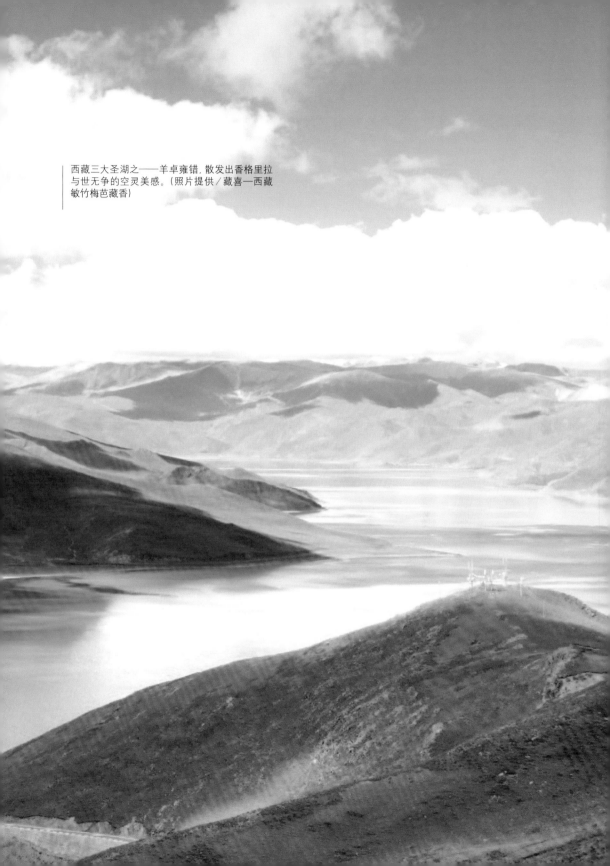

西藏三大圣湖之——羊卓雍错，散发出香格里拉与世无争的空灵美感。（照片提供／藏喜—西藏敏竹梅芭藏香）

第一章 传说中的香格里拉

　　相信许多人都听过"香格里拉"，但传说中的香格里拉究竟在哪里？事实上，"香格里拉"一词，是 1933 年美国小说家詹姆斯·希尔顿 (James Hilton) 在小说《失去的地平线》(Lost Horizon) 中所描绘的一块永恒净土，一群西方人因为飞机失事而身陷西藏山区，进而发现了这处宁静、永恒的人间乐土，在这片和平而宁静的土地上，有雪峰峡谷的磅礴景致，金碧辉煌且充满神秘感的庄严庙宇，被森林所环绕着的宁静湖泊，还有绵延辽阔的大草原及成群牛羊。"香格里拉"也是藏语，意即"心中的日月"，是藏民心目中理想的生活环境与至高无上的境界。

　　"香格里拉"一词源于藏经中的香巴拉王国，是藏传佛教中的最高境界，也是"伊甸园"、"理想国"与"乌托邦"的代名词。藏经记载，深锁在青藏高原巍峨群山中的香格里拉王国，是个神秘又遥远的佛教净土，由八个莲花瓣状区域组成，中央耸立着卡拉巴王宫，宫内住着香巴拉王国的最高领袖。传说，住在香格里拉王国内的是具有最高智慧的圣人，外型高大，拥有超自然力量，至今仍藉由高度发达的文明方式与世界联系，并掌控着全世界。

　　数年来，香格里拉一直处于人们绮丽而神秘的幻想世界中，因为它具有令人向往的空灵感，因此更让人对它怀有神秘、理想又遥不可及的印象，一如海市蜃楼般迷蒙、梦幻，可望而不可及，更因为藏传佛教的盛行，使西藏成为修行者心向往之且深深着迷的乌托邦，而这方人间秘境在2001年因为青海——西藏铁路的开

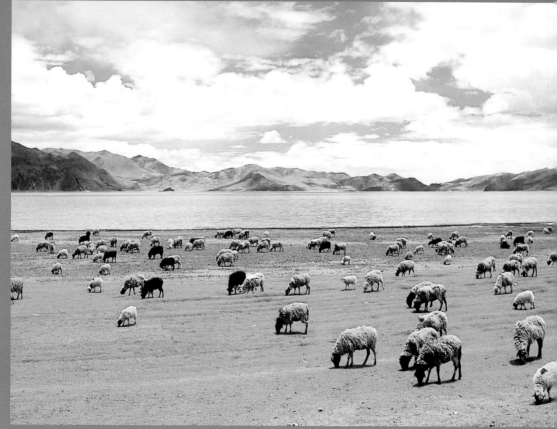

纯净自然的环境，孕育出无垢、素朴的藏式文化。

通，终于让世人看见它神秘面纱下的真实样貌，也因为这条铁路的开通，让更多对西藏怀抱梦想的旅人能贴近这有着"世界屋脊"之称的神秘圣境。

藏族传说——罗刹女与猕猴的邂逅

关于藏族的起源，有一段神话般的浪漫故事。传说，观世音菩萨要一只得道的猕猴到雪域高原修行，有一天，美丽的罗刹女行经此地，想要魅惑这只得道的猕猴，但任凭罗刹女百般诱惑都无法让猕猴破戒，最后罗刹女忍不住气急败坏地说："如果你不愿意与我结成夫妻，我一定会与魔鬼成亲，以后生下危害世间的众多魔鬼子孙……"猕猴听到罗刹女的威胁之后深感困惑，于是求教于观世音菩萨，没想到却得到菩萨的祝福，之后便与罗刹女成亲，过着幸福的生活。幸福的猴子猴孙们渐渐学会说话与行走，成为传说中雪域高原上的藏族先民，之后，这群身上流窜着神性与魔性血液的猴子猴孙们走出雪域丛林，进化为人，以农作维生。

抛开如神话般的传说故事，藏族起源倒是众说纷纭，比较明确的说法是，旧石器时代雪域高原便有原始人类活动，之后与来自南亚及中国的羌人融合，在吐蕃时期形成今日的藏族。到了新石器时代，雅砻河谷地区部落林立，较大的三个部落分别是：吐蕃、苏毗与象雄，其中的象雄部落分布范围最广，拥有特殊的文化与文字系统，并据此而形成西藏本土宗教——苯教；苏毗则为羌人的一支，西接象雄、南则与吐蕃为邻；吐蕃位居藏南谷底，在公元前3世纪时迁都于今日的拉萨，并征服象雄与苏毗两个部落，统一青康藏高原后开创吐蕃王朝。约在中国唐代（公元822年前后），吐蕃王朝的第一个王——松赞干布，成为唐朝藩属国并推动学习汉唐文化运动。后来，因内讧造成吐蕃王朝四百年的分裂，著名的古格王朝在此期间建立。

吐蕃王朝第五代赞普——赤松德赞约在公元754年亲政，从印度迎高僧入藏建寺，传扬佛法；13世纪前后，吐蕃萨迦政权与中国元朝结好，后又历经各政权分裂与新兴势力的兴起，出现帕竹王朝；公元1653年，清朝顺治皇帝敕封五世达赖"达赖喇嘛"的封号，公元1713年，清朝康熙皇帝敕封五世班禅为"班禅额尔德尼"，确认"班禅喇嘛"的封号。公元1951年，西藏和平解放，并于公元1965年成立西藏自治区人民政府。

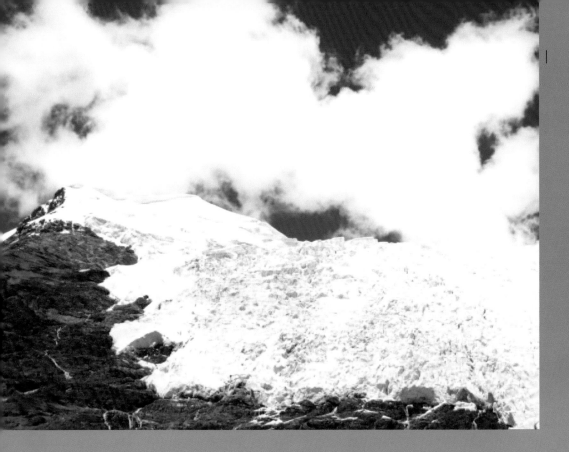

旧石器时代雪域高原的人类与来自南亚及中国的羌人融合，形成今日的藏族。

宗教即生活

在西藏，各地寺院成为信众们生活、学习与智慧累积的主要提供者，因此，藏人的生活观、习惯与宗教密不可分，相辅相成，进而发展成为独特的藏族文化与习俗。西藏有许多民俗节日、庆典与宗教活动有关，如酥油花供灯节、传昭大法会、藏历新年、雪顿节与燃灯节等。一般藏人都有多积福报以求幸福来世的观念，终其一生，他们会接触各类宗教仪式与活动，如孩子出世后的第一个仪式名为"旁色"，主要为婴儿除秽，协助其平安健康、顺利长大；不论是拜会长者、对佛像顶礼膜拜或参加婚丧喜庆，藏人多半会献上一条"哈达"以示忠诚与祝福。

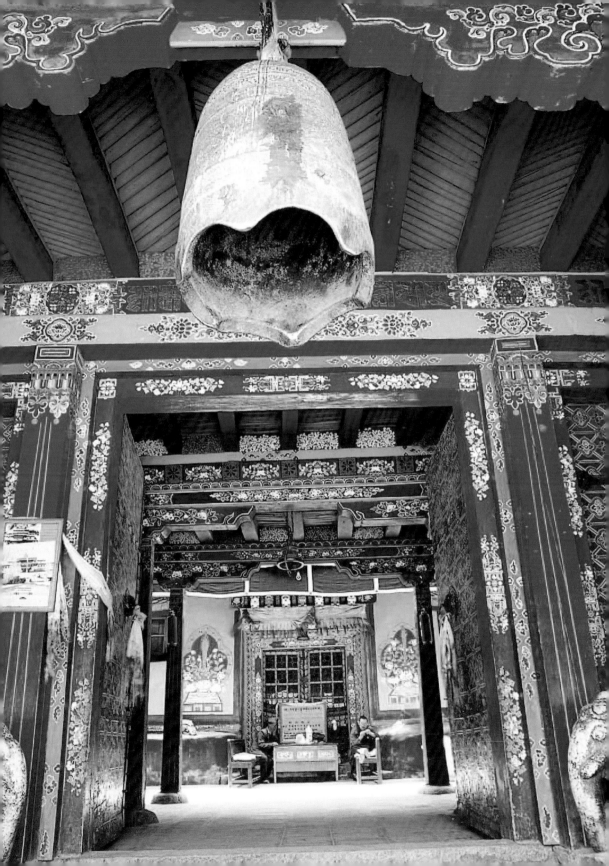

西藏特殊节日

月份	活动
一月	藏历年、传召大法会、放生节、恰木钦、曼拉节、春播节、跳墨都、普结节、驱鬼节、布达拉宫跳神节
二月	调牛节、酥油花灯节、迎强巴
三月	祭山节、送魔节、亮宝节、措曲节、措却节、勒尔达节
四月	时轮金刚节、转山会、射箭节、祭龙节、萨噶达瓦节、迎鸟节、娘乃节、江孜达玛节
五月	插箭节、煨桑节、采花节、康定赛马会、曲顿节、桑吉曼拉节、智达得钦、大佛瞻仰节、林卡节、朗扎热甲节
六月	望果节、香浪节、六月庙会、劝法会、花儿会、赏花节、响浪节、朝山节、珠巴策希节、雅客伦布、雅砻文化节
七月	藏北赛马会、沐浴节、当雄赛马会、雪顿节、帕邦当廓节、七月金刚节、叶巴策久节、牧羊节、哲蚌寺琼久节
八月	牛王会、松潘跳神节、盘坡赛马节、天祝赛马节、神舞节、迎神节
九月	央勒节、神仙下凡节
十月	协曲节、燃灯节、罗让扎花节
十一月	捏巴古藏节、冬季大法会
十二月	俄喜节

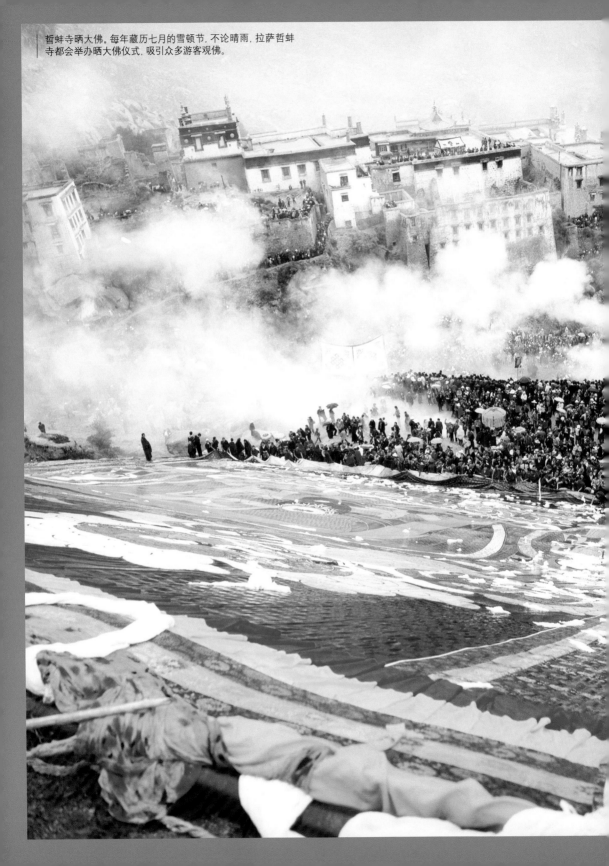

哲蚌寺晒大佛。每年藏历七月的雪顿节，不论晴雨，拉萨哲蚌寺都会举办晒大佛仪式，吸引众多游客观佛。

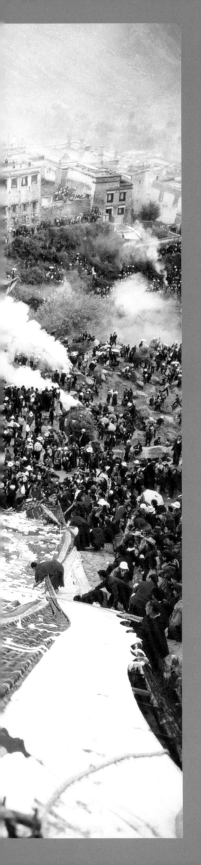

融合本土与异域文化的宗教氛围

　　藏传佛教历经时代淬炼与演变，成为较具代表性的四个派别：宁玛派（红教）、噶举派（白教）、格鲁派（黄教）与萨迦派（花教）。其中的格鲁派（黄教）虽然发展时间较晚，却成为主流教派，世人熟知的达赖与班禅转世活佛系统即属此一派别。藏传佛教的发展与印度佛教息息相关，也与藏族古老苯教有所关联。苯教提供藏传佛教原创、古老的民族特性，而印度佛教则赋予藏传佛教哲理性思维、人文涵养与异族视野，融合淬集成为兼具本土气息与异域风情的藏传文化氛围。

多变地形与气候，孕育西藏养生文化

西藏之所以有"世界屋脊"之称是因为平均海拔高于4000米，全球知名高山，世界第一高峰珠穆朗玛峰与第二高峰乔戈里峰都在此境，也因位处高海拔地区，崇山峻岭、空气稀薄、森林茂密，盛产各种珍禽异兽和名贵药材，因此，藏药的发展相当多元与成熟，藏医也因之和中、西医并称为"世界三大医学"。

西藏面积120万平方公里，气候上西北严寒干燥而东南温暖湿润，从东南向西北呈带状更迭，即"湿润——半湿润——半干旱——干旱"分布，当地光照强度大，日照时间长，所以紫外线强度高，比起同纬度平原地区高出一倍左右，到此处旅游一定要记得防晒。即使在寒冷的冬季，白天仍有暖意，只有在夜晚时刻，温度才会降至零下。也因为地势高、气压低，所以此地氧气含量较少，空气稀薄、空气密度小，因此夏凉冬冷，气温随地势高度渐次下降，当地气候年变化小但单日变化却甚大，高原型气候雨季、风季明显，昼夜温差大，干湿分明，多夜雨。冬、春气候干燥，多风，气压低，含氧量也较少。

西藏地势依"亚热带——温暖带——温带——亚寒——寒带"的方式呈现，当地植物分布也依"亚热带森林——温暖带灌木丛——温带草原——亚寒带草原——寒带荒漠"的方式呈现，当地除了植物分布因气候不同而有非常丰富的林相外，日夜温度也呈现相当大的反差，因此，当地降水量分布不均，干、雨季非常明显，每年10月至隔年4月，半年的时间内降水量只有全年的10%至20%，可以说干季明显；而在5月至9月时，雨量又非常地集中，占全年降水量的90%左右。

西藏的地形与气候复杂多变，以青藏高原为主体，整个西藏由一系列的巨大山系、高原、河谷和高原湖、盆地所组成，因此，自然环境相当复杂，地形也相当多样化，可分为极高山、高山、中山、低山、丘陵和平原等六种类型。因为有极地，所以当

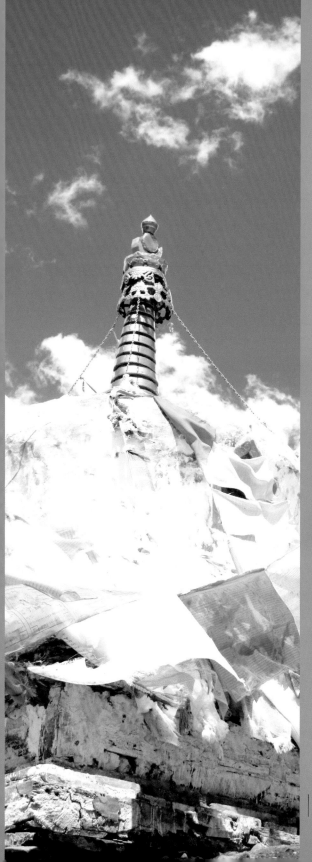

中还有冰缘地貌、岩溶地貌、风沙地貌、火山地貌等，地形、地貌相当丰富。

在这样一个地形丰富的地区，干雨季分布不均，因此在日常饮食与养生上也必须更为注意，而藏人在健康养生的研究成果上胜过其他民族，更因为藏人重视身心灵的调养，因此，西藏拥有发展极为成熟完整的养生文化，藏人并以长寿闻名。曾有人针对西藏高僧的寿命做过统计，在西藏宁玛派的 40 位高僧中，大多为百岁人瑞，因此，许多人对西藏人的养生法、长寿之道产生研究兴趣，极欲探知藏人长寿的秘密。

藏人长寿的密诀源自于坚定的信仰与成熟而完整的养生文化。

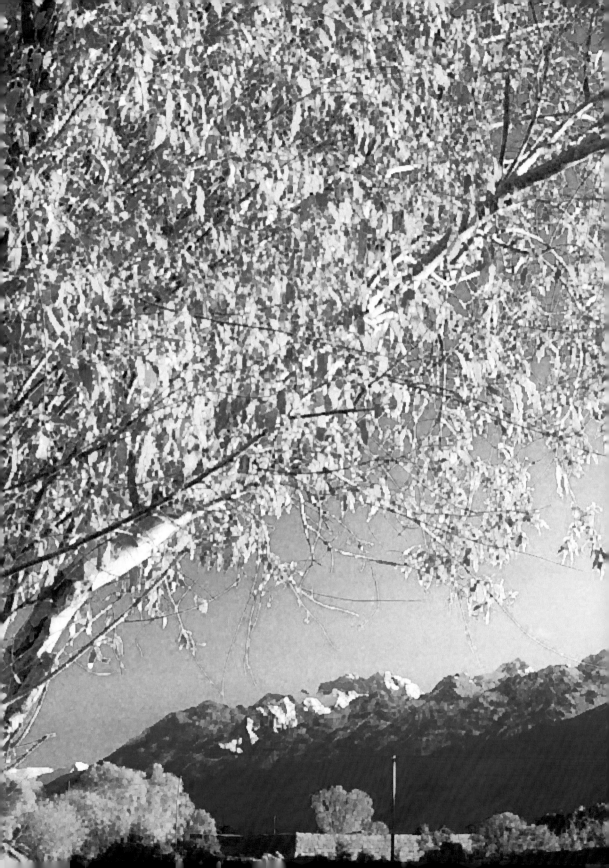

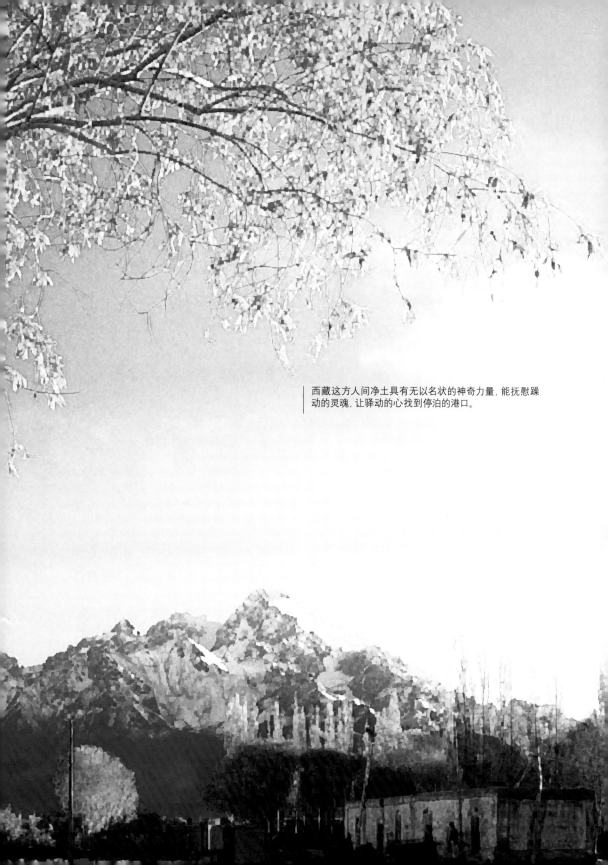

西藏这方人间净土具有无以名状的神奇力量，能抚慰躁动的灵魂，让驿动的心找到停泊的港口。

第二章 抚慰躁动灵魂的人间净土

走进西藏，一草一木都令人惊喜，每一个微笑、每一句话语都令人动容！在这片人间净土上，连空气都充满了神秘幽香，能抚慰躁动不安的灵魂，让驿动的心找到停泊的港口。离天堂最近的这片神秘境地，有神话、历史与各类传奇，位于中国西南边境，总面积约120万余平方公里，与青海并称为"青藏高原"，周围大山、大水依傍，海天共一色，平均海拔超过4000米，又有"世界屋脊"之称。

冈底斯山横亘于西藏西南部，念青唐古拉山则耸立于西藏中部，唐古拉山以南即为雅鲁藏布江，也是一般人所熟悉的藏南谷地，藏南谷底西部巍峨耸立着世界第一高峰—珠穆朗玛峰，波澜壮阔的山河美景，孕育出极富美感的山光水色、特殊地理景观与人文风情。

梦回香格里拉——西藏美景

珠穆朗玛峰

在西藏，抬头便能看见世界第一高峰——珠穆朗玛峰。珠穆朗玛峰位于喜马拉雅山区，简称"珠峰"或"圣母峰"，位于中国与尼泊尔交界处的珠峰拥有美丽的传说，据传，约五千万年前，珠峰之下是一望无际的大海，妖魔充斥，后来，五位美丽的

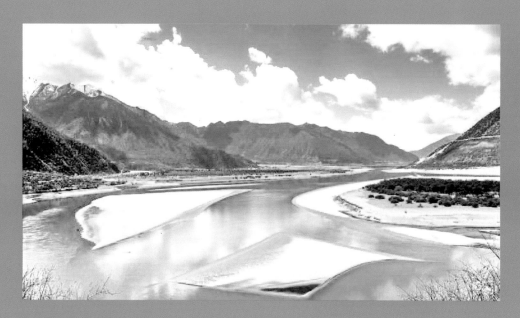

| 世界最深、最长的峡谷—雅鲁藏布江。

女神出现，将所有妖魔镇压于雪山之下。之后，这片土地演变成森林，布满良田、花草，五位女神化身为五座高峰，最高的一座即为珠穆朗玛峰，藏语中珠穆即为"女神"的意思，朗玛即为"第三"之意，所以珠穆朗玛意为"第三女神"。

珠穆朗玛峰高度约为8844.43米，3000多万年前只是一个小小的山头，经过地壳变动后才变成世界最高峰，随着海拔高度的不同，景观各异其趣：海拔5100米左右存在着大片冰河；海拔5300米以上则为山谷地带，存在着许多冰塔林；海拔5600米左右生长着雪莲花、龙胆花等植物，还有野鼠、雪鸡等动物活动；海拔6200米以上则长年冰川、积雪掩盖，含氧量只有平原地区的1/4左右。

绒布寺为现今世界上海拔最高的寺庙，也是观赏珠穆朗玛峰的绝佳处所，不论

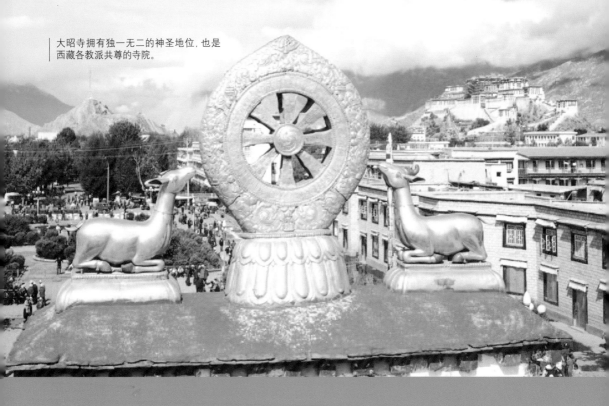

大昭寺拥有独一无二的神圣地位，也是西藏各教派共尊的寺院。

早晨或黄昏，行人三两或成群结队，伫立在简约甚至堪称荒凉的绒布寺旁等待珠峰身影，是种美妙的经验，一旦看见珠峰被晨光或彩霞所笼罩，任谁都会感动莫名，永难忘怀。

雅鲁藏布江大峡谷

除了珠穆朗玛峰，青藏高原还拥有一条世界最深、最长的河流峡谷——雅鲁藏布江大峡谷，长度约504.6公里，比美国的科罗拉多大峡谷长约64.6公里，平均海拔超过3000米，拥有绝佳的壮丽风景，有草原、森林、冰川与雪峰，在云雾缭绕、树海苍茫中呈现独树一帜的峡谷风光。雅鲁藏布江大峡谷气候特殊，处于中纬度温带与暖温带地区，怀抱南迦巴瓦峰地区的冰雪与峻岭，两侧高峰耸立，鲜花怒放，形成一幅幅绝美的山水泼墨画。

念青唐古拉山

西藏传说，有一对生死与共的永恒恋人——念青唐古拉山与纳木错，其中，雄伟挺拔的念青唐古拉山是藏北高原南大门，西藏四大神山之一，也是雅鲁藏布江与怒江的分水岭，将西藏自治区区隔为藏东、藏南与藏北。据传，念青唐古拉山中有座水晶宫，一天，年轻英俊的唐古拉山骑着黑色骏马站在水晶宫上，右手挥舞着白色经幡，左手持宝剑，浑身散发着金刚火焰，只见他用迅雷不及掩耳的速度拿剑挑出魔王的心脏，气势逼人地俯看全世界！在牧民与藏人眼中，念青唐古拉山不仅是山神，也代表勇者无惧与无穷希望！

纳木错

澄净辽阔的纳木错又有"天湖"的美称，与羊卓雍错、玛旁雍错并称西藏三大圣湖，在藏人心目中，纳木错是个有生命的圣湖。位于念青唐古拉山北麓，总面积约1920 余平方公里，是全球海拔最高的咸水湖、中国第二大咸水湖，纳木错周围环绕巍峨高耸的念青唐古拉山。传说，念青唐古拉山是山神，而纳木错则是天帝的女儿，美丽可人的纳木错在念青唐古拉山成为山神之前便已爱上他，无奈，天帝认为两人门户不相当，因而不同意两人在一起，但勇敢的纳木错仍然选择所爱，和念青唐古拉山在一起。不舍女儿的天帝指示莲花生大师收服念青唐古拉山，让念青唐古拉山成为护法神之一，而纳木错也成为藏传佛教圣地。

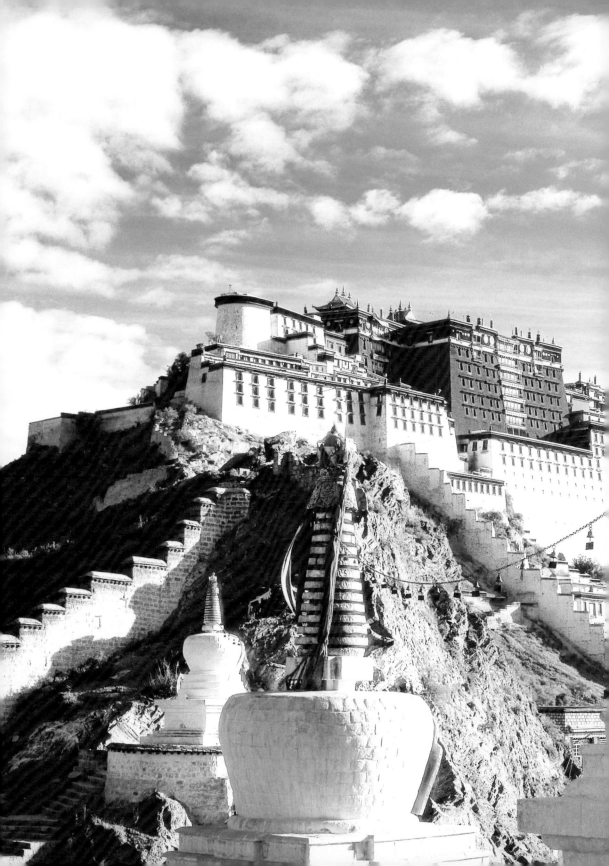

布达拉宫又称为"第二普陀"，意即"佛教圣地"，为藏王松赞干布所建

布达拉宫

位于拉萨市中心西北方约2公里处的布达拉宫是全球最高的宫殿，已有1300多年的历史，布达拉又译为"普陀"或"普陀罗"，在藏人心目中，布达拉宫一如观音菩萨的普陀山一样令人景仰，因此，布达拉宫又被称为"第二普陀"，意即"佛教圣地"。相传，大唐盛世，藏王松赞干布请求和亲，唐太宗相当重视这件亲事，特别挑选文成公主李雪雁为婚配对象。文成公主才貌过人、聪颖贤慧，为了测试松赞干布，亲自出了几道难题考验松赞干布，松赞干布顺利过关后，文成公主才点头答应下嫁。为了表达对大唐的尊重与感激，也为了庆贺自己抱得美人归，松赞干布在玛布日山兴建九层宫阙做为文成公主居所，此殿即命名为"布达拉宫"。

巧夺天工的布达拉宫历经无数次雷击与烟硝战火而毁损殆半，最后仅余两座佛堂。1648年，在五世达赖喇嘛洛桑嘉措的重建下焕然一新，历代喇嘛都居住于此，许多重要宗教仪式与政治仪典都在此举办，又称为"白宫"。之后，在清朝政府与尼泊尔政府的共同协助下，布达拉宫"红宫"规模初具，今日巍峨高耸的布达拉宫是在多次整修与规划后，以白、红宫为主体所扩建完成。

白宫分为东西两部，两相对称，称之为东日光殿与西日光殿，明亮温驯的阳光洒入殿内，让人感到温暖一如沐浴在无边佛法中，满心感动却又无比宁谧；第四层主殿又称为"措钦厦"，许多重要仪典与活动都在此举行。红宫则以曼陀罗围绕佛殿，主要存放历来喇嘛法体，主体共有八个灵塔殿，此殿之上有法王洞，存有松赞干布与文成公主的塑像；红宫至高处则藏有经书万卷。

位于日喀则的扎什伦布寺，是藏传佛教格鲁派在后藏地区的最大寺院，也是六大黄教寺院之一。（照片提供／藏喜一西藏敏竹梅芭藏香）。

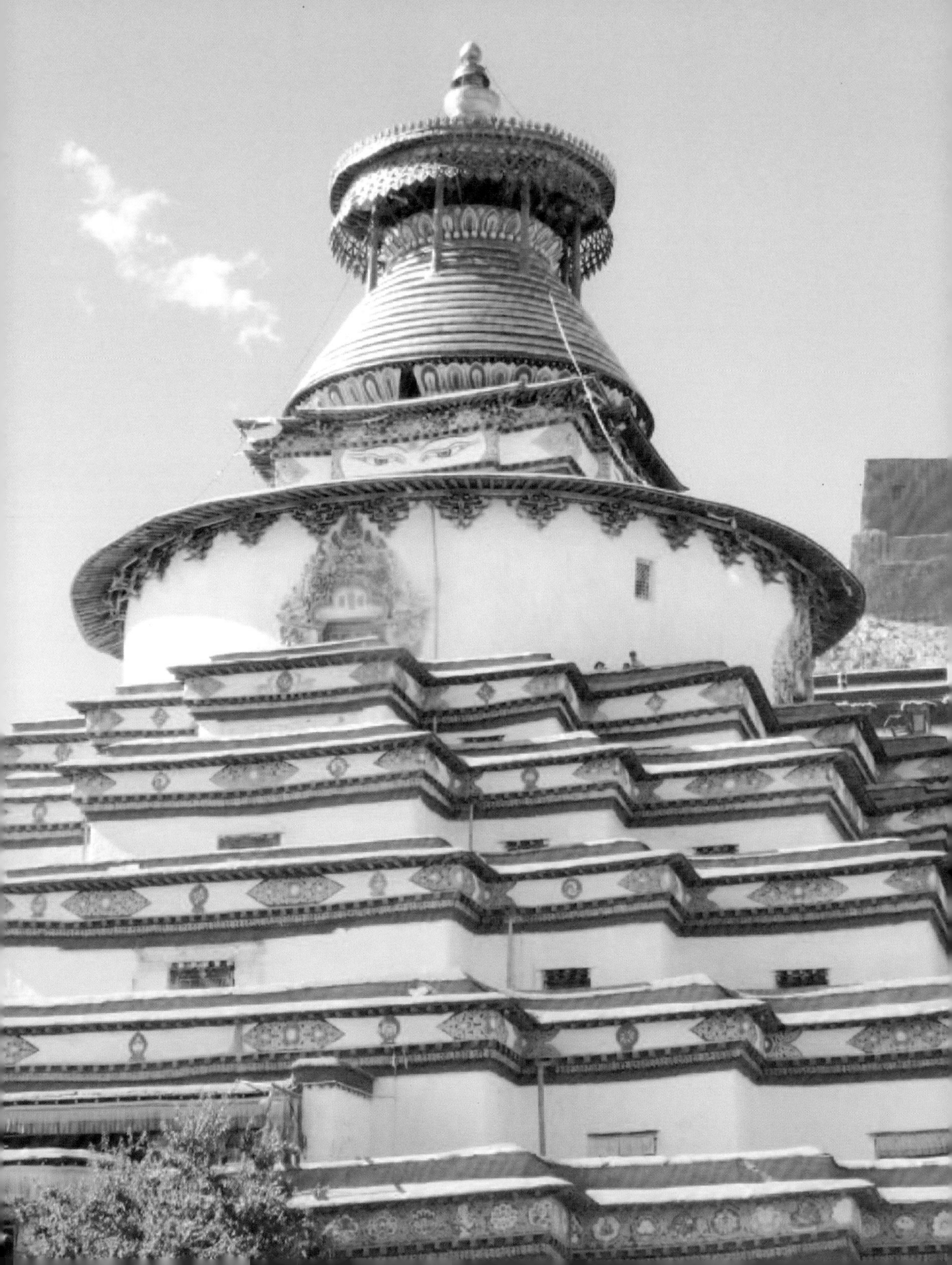

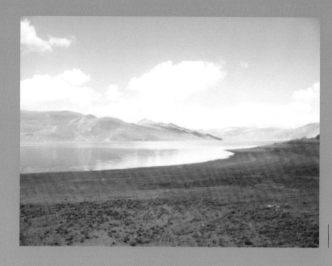

羊卓雍错。（照片提供／藏喜—西藏敏
竹梅芭藏香）

大昭寺

　　西藏活佛与灵童转世之说无人不知，而活佛转世的金瓶掣签仪式就是在大昭
寺举行，此处也是西藏各教派所共尊的寺院，拥有独一无二的神圣地位。相传，藏王
松赞干布迎娶尼泊尔尺尊公主，并在一片湖泊旁向公主许下诺言，发誓自己会为公主
修建佛殿，他将戒指抛向天空，原本想用戒指掉落之处做为修建宫殿所在，岂料戒指
却正好掉落湖中，湖面顿时翻腾汹涌，之后浮现一座九级白塔，两人决定将佛殿建于
此处。修建佛殿的过程中每因湖水干扰而宣告失败，后来聪颖的文成公主依天象解
释其原因：此湖即为罗刹女的心脏，若要顺利建盖佛殿，必须先将湖水填平，之后，
大昭寺便顺利兴建完成，建构佛殿时即以白羊做为运输工具，因此，大昭寺又被称为
"羊土神变寺"。

　　大昭寺采典型藏式平川式布局，大殿内供奉红教创始人莲花生大士与未来佛；
大殿两侧为配殿，供奉释迦牟尼佛、观世音菩萨、宗喀巴大师、松赞干布与其妻、历
代藏王塑像等。大昭寺独特的设计风格充满藏式风情与民族风，因而成为世界宗教
建筑的典范。

扎什伦布寺

扎什伦布寺在藏语中即为"吉祥须弥寺",占地约15万平方米,主要建筑群包含佛殿、祀殿、经堂等,为一世达赖喇嘛根敦珠巴所兴建,建筑风格融合汉族、藏族、印度及尼泊尔风格,是藏传佛教格鲁派在后藏地区的最大寺院,也是六大黄教寺院之一。

羊卓雍错

羊卓雍错在藏语中为"碧玉湖"之意,当地人简称"羊湖",状如蝎子,湖中有数十个各自独立的小岛。羊卓雍错有圣湖之称,传说,达赖喇嘛圆寂后,负责寻找转世灵童的西藏僧侣们曾到羊卓雍错诵经祈祷,并将宝瓶、哈达等投入湖中,藉由湖中的显影,转世灵童得以顺利找出,因此,羊卓雍错又被藏人奉为女护法神。羊卓雍错也是藏南最大的水鸟栖息地,每逢冬季,群鸟南徙,天鹅、黄鸭、鱼鹰等鸟类多群聚于此。

羊八井

羊八井意为"宽阔",位于拉萨当雄县,身处青藏公路与中尼公路交叉点,许多人到羊八井为的不是山光水色,而是它的温泉。羊八井呈东北——西南走向,拥有特殊地质构造,地热类型众多且多具规模,如喷泉孔、热泉与喷泉等,其中最有名的当属地热温泉。

羊八井的地热温泉富含矿物质,水质温润,加上环绕四周的念青唐古拉山与草原上奔驰的成群牛羊,在这样的仙境中享受泡汤乐趣,颇有置身天堂的错觉。

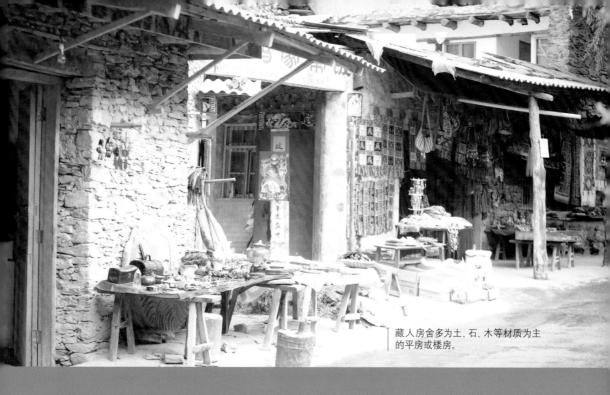

藏人房舍多为土、石、木等材质为主的平房或楼房。

梦回香格里拉——西藏的独特建筑

青藏高原平均海拔 4000 米以上，东南部为林区，中部为农业区，北部为牧区，生活在青藏草原的藏人传统上过着逐水草而居的生活，以宽阔的草原大地为生活舞台，以帐篷为家，处处为客处处家。为了适应高山雪域寒冷、干燥的天候状况，藏人对于住宅的选择上多以背风、向阳处为主，门窗多向东南方，为了躲避西北风，藏人多不开住屋西北方和底层楼层的窗户。

对于房舍所在地的选择，藏人尽量选择靠近水源地的向阳处，建屋材料以土、木、石材为主，以坚固、实用为诉求，房舍多采独门独户的建筑方式，彼此相连成聚落。藏式房舍的屋顶多半为平顶，常见材料有石板与瓦片，屋顶常做为晾晒之用，房舍类型则依地形、气候、建材、社会地位与财力状况而异，大致可分为帐篷、平房、二层楼平房、碉房、别墅、庄房和寺院等，一般藏人居住的住屋类型则以平房、二层楼平房与帐篷为主。

藏式移动城堡：帐篷

对藏人来说，帐篷就是家，也是情感的依归，帐棚四周多半摆放各类生活用品与食物。白天，当牧人们在草原上忙碌时，家便留给挚爱的妻小，牧人们在忙碌的一天之后，总爱回到帐篷内，围着火塘，喝点茶，尝点酒，和亲友们话家常。帐篷的材质多半为粗厚的牛毛，可用来抵挡风雨霜雪，帐篷的外围以绳索、木棒或铁钉固定，周围挖掘排水沟槽，外层再用石块、草坯或粪饼做围墙，形成独有的院落，有迁徙的必要时，直接将帐篷拆下即可，非常适合逐水草而居的游牧民族。

藏式小而美屋舍：平房

藏式平房或二层楼平房多半以土、石、木等材质为主，门窗较小，多数藏人选择搭建二层楼平房作为居住之所。这类二层楼平房有泥土墙，下层只以一道门做为豢养牲畜之所，因此不开窗；上层主要做为卧室、厨房、客厅、佛堂、库房……之用。

藏式民宅：楼房

藏式楼房一般以三层为多，有土墙与碎石材质，第一层主要作为豢养牲畜之所；第二层为藏人生活起居的场所，如正厅、客厅、柴房、厨房、天窗、走廊……等；第三层则作为卧室、佛堂、阳台、库房与晾晒场。一般藏人习于在楼房外围加盖一层围墙作为通道，有时也在此范围内饲养家畜。

不论是平房或楼房，藏人习惯将房舍漆成白色，门窗也会设置雨塔，屋顶搁栅多涂上白、黑、红色，突出于墙外，这样的房舍样貌形成藏人特殊的建筑风格。

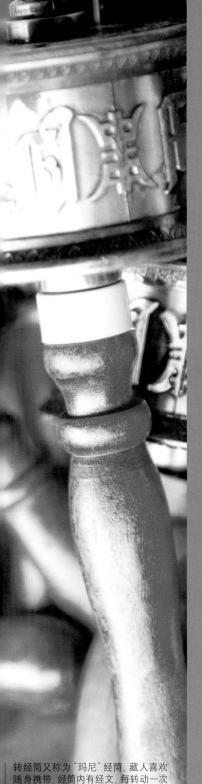

转经筒又称"玛尼"经筒,藏人喜欢随身携带,经筒内有经文,每转动一次代表念经一次

梦回香格里拉——西藏民俗

行经西藏,处处感受到人文与艺术气氛,从藏人千变万化的衣饰、日用品中不难看出端倪;而藏传佛教长期居于主流地位,也让这里的人物、风土民情充满宗教气息。

会动的经文:转经筒

西藏随处可见转经的人,对许多人来说,转经相当于读经,主要用来忏悔、消灾避难与修积功德。因此,西藏各处佛塔都置有转经筒,甚至许多人习惯随身携带转经筒,便于随时转动经筒,消灾祈福。转经筒内有一张用藏文书写的经文,过去在奴隶制时代,多数藏民不识字,所以习惯把经文装在转经筒内,每转一圈就相当于诵经一遍。

转经筒又称"玛尼"经筒(梵文 Ma Fi,中文意为如意宝珠),与六字真言有关,藏传佛教认为,持诵六字真言的次数越多,表示对佛菩萨越虔敬,由此便可早日脱离轮回之苦。因此,除了时常口诵六字真言外,把六字真言经卷装于经筒内,用手摇转,每转动一次经筒就等于念诵经文一遍,同时也有反复念诵成千上百遍六字真言之意。

常见的转经筒有手摇式与固定在寺庙轮架上两种。转经筒通常以木料为材质,也有做工精细的骨头或金属材质,有的转经筒外会罩上布套,这类转经筒较为昂贵,里头大多镶有宝石。转经筒上刻的经文和鸟兽图除了具有本来的意义外，有些还会加以彩绘装饰，如同工艺品一般精美。值得一提的是，转经筒内有一个能转动的轴，当转动到一定圈数时就会升级，如此，藏民就能知道自己念诵经文的多寡。大的转经筒多呈圆柱形，高近1米，直径约40余厘米，分为铜制与木制两种，铜制转经筒外形为铜本色，木制转经筒多为红色，转经筒外包有绸缎、牛羊皮等，并刻着六字真言和鸟兽类图案，筒内装满经文。

虽然小转经筒转动速度快，但信奉藏传佛教的人认为小转经筒无法与大转经筒相比，因为大转经筒上所刻的经咒和所容纳的经咒量比小转经筒多，转一圈大转经筒比转一圈小转经筒积累的功德也更多。因此，除了随时随地转动手摇转经筒，多数藏人还会抽时间去转更大的转经筒。

藏传佛教信徒习惯围绕佛塔、神山、圣城、圣湖与寺院转经，被藏人视为最高级的转经方式则是围绕冈底斯山转经。冈底斯山是藏传佛教信徒心中的圣山，因此，围绕冈底斯山转经是他们毕生最大的心愿。

转山仪式洗净罪孽

许多巍峨高耸的山脉被视为人类与神明沟通的通道，拥有某种至高无上的神性，如埃及的西奈山（*Mount Sinai*）、希腊的奥林帕斯山（*Mount Olympus*）、日本的富士山（*Mount Fuji*）及美国西部的纳瓦霍山（*Navajo Mountain*）等，在当地都被视为圣山，而位于西藏西南边陲的岗仁布钦（藏语 *Gangs Rin-po-che*）则是南亚地区的圣山。

"转山"是西藏朝圣者特有的宗教行为，藏传佛教徒传说，如果顺时针绕着神山"岗仁布钦"转山，除了能带来好运，更能藉此超脱生死轮回之苦，洗尽此生一切罪孽，因此，每年朝圣者络绎不绝，他们以数周的时间三跪九叩翻越雪山，只为表达内心对神明的崇敬。一般而言，转山一圈约需2～3天，跪长身（藏传佛教中一种相当虔诚的拜佛仪式）转山则需15～20天。

　　藏传佛教认为，转山一圈可洗净一生罪孽，转山十圈可于五百轮回中免受下地狱之苦，转山百圈则可升天成佛。据说，释迦牟尼佛的生肖属马，只要马年到圣山转山，一圈可抵13圈。

梦回香格里拉——西藏礼俗

献哈达

　　献哈达是藏族普遍礼节，表示纯洁、诚心、忠诚之意。日常生活中，不论婚丧喜庆、拜会长辈、朝拜佛像、远行送别……藏人都有献哈达的习惯。哈达是一种生丝网状织品，稀松如网，长短不一，有长达一二丈者，也有短约三五尺长者。因为藏族认为白色象征纯洁与吉利，因此哈达一般以白色居多，当地也可见五彩哈达，蓝色代表蓝天，白色为白云，绿色代表江河，黄色象征大地，红色则为空间护法神。五彩哈达主要献给菩萨和近亲，是最隆重的礼物。献哈达时双手并用，高举与肩平，再平伸向前，

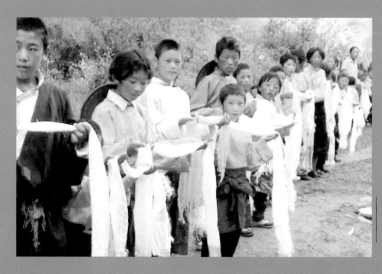

不论婚丧喜庆、礼佛朝拜、送别远行、拜会长辈，藏人都习惯献上哈达以表忠诚、纯洁与诚心之意。

弯腰交给对方，哈达与头顶高度平行，表示对他人的尊敬和给予的最大祝福。对尊者、长辈献哈达时双手要举过头，身体略微前倾，将哈达捧至座前或足下；对平辈或晚辈则可以直接将哈达系在对方的颈部。

磕头

磕头是西藏常见的礼节之一，可分为磕长头、磕短头和磕响头三种。在大昭寺、布达拉宫及各类宗教活动中可以看到磕长头的景象。磕头时两手合掌高举过头，自顶、到额、至胸，拱揖三次，再匍伏于地，双手伸直，平放于地、划地为号。寺庙里有一种磕响头的方法，不分男女、老少，磕头者先合掌连拱三揖，之后拱腰到佛像脚下，用头轻轻一顶即表示诚心忏悔之意。

磕长头（跪长身）

藏传佛教盛行地区，信徒们多于行进中磕长头（跪长身），先采立正姿势，口中诵六字真言，一边念六字真言，一边双手合十，高举过头，然后前行一步；双手继续合十，移至面前，再行一步；双手合十移至胸前，迈第三步时，双手自胸前移开，与地面平行，掌心朝下俯地，膝盖先着地，之后全身俯地，额头轻叩地面；再站起，然后重新开始。

鞠躬

藏人遇见领导阶层和受尊敬的人，通常要脱帽、弯腰45度向对方鞠躬，这时帽子拿在手上，低放接近地面。面对一般人或平辈，鞠躬只表示礼貌，这时帽子放在胸前，头略低即可，也有藏人采合掌与鞠躬并用，对长者合掌时双手要过头，弯腰点头致意，回礼动作也相同。

敬老

藏人自古即有敬老的美德,许多节日都有向老人祝拜的习惯。如藏历年除夕夜,全家吃面"古突"辞旧迎新时,要先请老人吃第一碗;初一黎明之际,家中最小的姑娘或媳妇要抢先背回第一罐水,调制成酥油茶敬献老人,表示晚辈对老人的孝敬和祝福之意。

敬酒茶

一般而言,到藏人家做客,主人会主动敬酒,一般用的是青稞酒。青稞酒不经蒸馏、近似黄酒,酒精浓度约15~20度。主人敬献客人时,客人需先啜饮三口,每喝一口酒主人都要顺势将酒倒满,最后喝完满杯。喝茶则是日常礼节,客人在进屋坐定后,主人之妻或子女会先为客人倒酥油茶,客人不必自行端茶,等主人捧到面前时才接过去喝,如此才是礼貌的回应方式。

敬语和称谓

藏人非常注意敬语的使用,尤其拉萨人对敬语更为重视。一般而言,每句话都有三种说法,普通话、敬语和最敬语,名词、动词、形容词等都相同。地位相同者互用敬语,地位低者对地位高者也用敬语,对地位悬殊者则使用最敬语。不使用敬语往往被认为是缺乏教养的表现,用错敬语则是丢脸的事。藏人也非常重视称谓,称谓不对也会被认为不懂礼貌,例如:在对方名字后面加个"拉"字表示尊敬。

馈赠

藏人非常重视馈赠之礼,凡遇喜庆必有馈赠。一般做法是有送、有还,还礼数目通常要加一倍,否则会被视为小气或失礼。

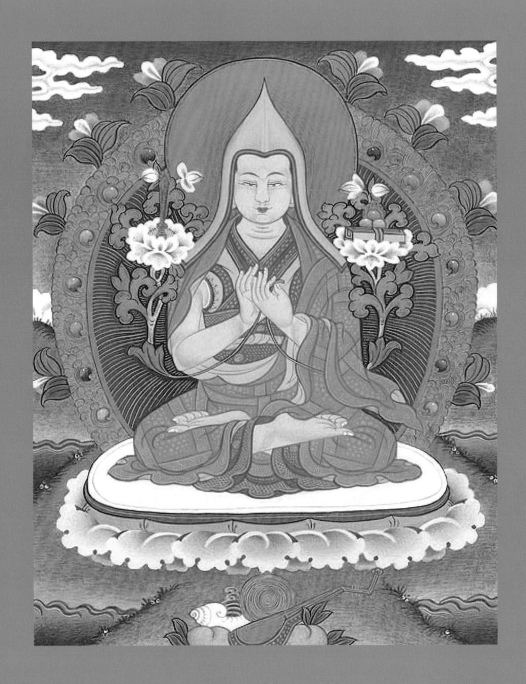

梦回香格里拉——宗教礼节

西藏僧人见到自己的老师时要行叩拜礼，觐见堪布或活佛时要行三叩头礼。坐垫子则根据地位不同而有高低之分。一般宗教节日时，达赖、班禅给朝拜者摩顶时也有一定的规范，对高阶官员行碰头礼、用双手摩顶；对中阶官员则用一只手摩顶；面对平民则用丝穗子在其头上轻拂表示赐福。

天葬

天葬是西藏独特环境下所产生的丧葬习俗：在冰天雪地的青藏高原土葬不易，而火葬需要的大量木材也不易取得，因此，天葬成为普遍的丧葬形式。藏人认为，人死之后身体无用，将尸体喂食神鹰能积此生最后一次功德，因此，藏人过世后，一般由亲属将尸体交付天葬师，再由天葬师带往天葬台，天葬台有僧人念诵经文，为死者做最后的祈福，煨桑所散发的桑烟会招来神鹰，神鹰会将尸块啄食殆尽。

香格里拉——西藏人物

说起西藏特殊人物，许多人脑海中可能会浮现达赖喇嘛、活佛、转世灵童、仁波切、宗喀巴……等名词，而这些特殊人物其实与藏传佛教脱不了关系，也与一般藏人的宗教信仰息息相关。

佛学宗师：宗喀巴

一代佛学宗师宗喀巴为藏传佛教黄教鼻祖，生于今日青海省塔尔寺大金瓦殿，两大传承弟子即为达赖与班禅。宗喀巴3岁时由若白多节受近事戒，7 岁到夏琼寺修行并在此受沙弥戒，法名罗桑札巴；16岁起学习各种诗词学、医方明与声明学；洛札·南喀坚赞传授噶当派教义，之后受比丘戒；34 岁即能讲授 17 部佛教经典，倡导苦行与显密并重的观念。

　　宗喀巴所推行的宗教改革为世人推崇，约自公元 1388 年起，宗喀巴宗教改革的实际作为落实于头戴桃形黄色帽冠、披橘黄色袈裟，格鲁派由此诞生。格鲁派即黄教教派，格鲁其意为"善戒、善律"。

　　宗喀巴所订立的黄教教规相当严格，规定弟子均不得饮酒、杀生、娶妻等。公元1401年完成《菩提道次第广论》，公元1406年完成《密宗道次第广论》两大著作，其对佛学的执着与用心受后世景仰与推崇。

喇嘛

　　在西藏，常可见身穿紫红色僧袍、手持佛珠或转经轮的喇嘛，喇嘛即藏语中"上

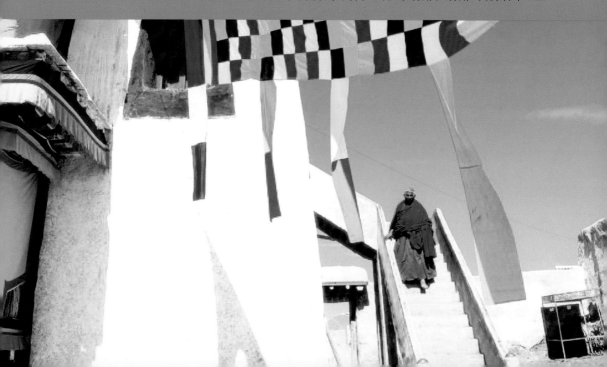

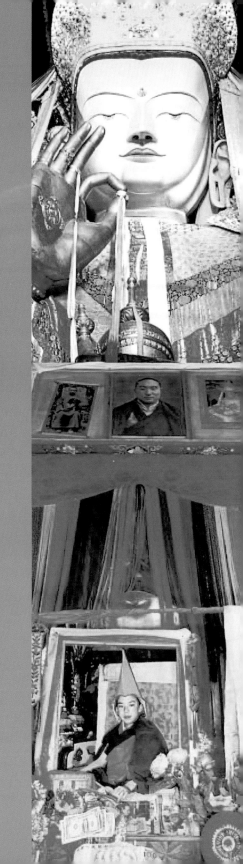

师"、"和尚"的意思，"上师"指的是有修行的出家人，"喇嘛"与"和尚"则是对一般出家人的尊称。喇嘛有着特殊的修行生活，约莫在7、8岁时即可剃度出家，至20岁左右要受沙弥戒。喇嘛的学制分为13级，也有分为15级的，修习时间约需20年。

永生不灭的活佛

活佛转世的话题一向为世人津津乐道，同时具有高度神秘色彩。藏人相信活佛是永生不灭的，藉由一代一代活佛转世与传承，佛教无远弗届的力量得以延续，同时见证藏传佛教的发展历史。

活佛转世是藏传佛教的一种传承方式，此一制度最早开始于黑帽系领袖葛玛巴西。藏传佛教的活佛转世制度发展至清乾隆末年约有160位活佛注册，以"达赖"及"班禅"两大系统最为世人熟知。

活佛转世主要遵从佛教教义行事，认为修成正果的西藏高僧在圆寂后会投胎转世，转世投胎后仍为佛，继续其渡化众生的职志。每位活佛在临终前都有不同的遗言、指示、征兆或说明，让后辈藉此得以寻找转世灵童，期使转世灵童继承其渡化众生的志向。乾隆皇帝时期，钦赐金瓶，置于大昭寺内，寻

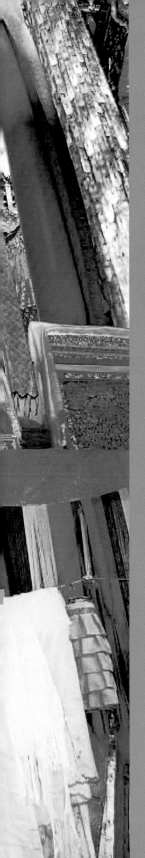

找符合转世灵童的过程称之为"金瓶掣签",方法是将符合转世灵童条件的灵童姓名刻于象牙签中,放入金瓶内,再选出符合条件的转世灵童。

仁波切

西藏语的仁波切原义为"珍宝",是对藏传佛教上师的尊称,意为如宝贵人,亦指莲花生大士。一般而言,被称为仁波切者可能是转世高僧被认证、学问受世人崇敬足为楷模或此世有高修行者。转世高僧一定是仁波切,但被称为仁波切者却不一定是转世高僧。真正的仁波切需具备以下条件:

1. 经正统传承的根本金刚上师密法灌顶。
2. 所有密法之传承灌顶皆须圆满,不可间断。
3. 受阿奢黎灌顶。
4. 精通显密佛法与菩提心学。
5. 具备火供等修法材料,熟悉经文仪规中的修行方法。
6. 有能力传授密法时,须经根本金刚上师许可,方可对他人传法灌顶 。

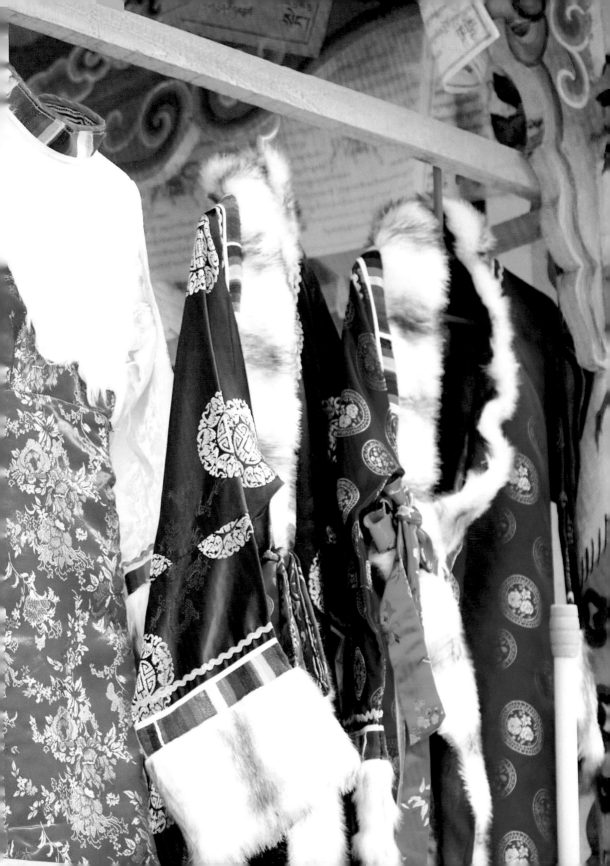

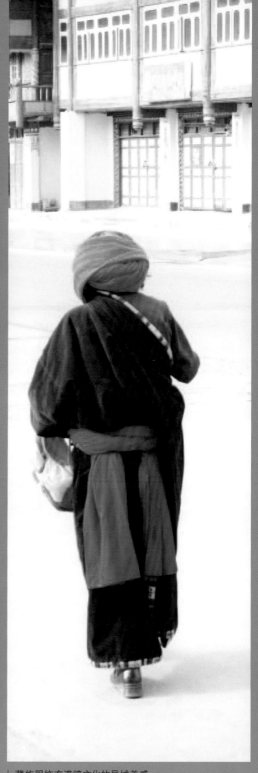

第三章 展现热情与乐观的多彩服饰

　　藏人主要分布于西藏、青海、四川、甘肃与云南等省境内，在文化与生活发展过程中，创造了属于自己的特殊文化与艺术风格，将民族传统与藏人特有的审美文化具体展现于西藏服饰中。

　　公元1978年8月前后，西藏昌都发现据今约4600多年历史的新石器时代遗址——卡诺遗址，出土大量骨针、兽皮、线坠、陶纺纶与项　、垂饰、贝饰、石珠等物品，显示数千年前藏族人即已发展出缝纫技术，并具有一定的审美观。藏史记载，吐蕃时期服饰受中亚地区影响，加上文成公主入藏后引进各种衣料与纺织技术，使藏族服饰具有兼容并蓄、跨文化的异国风味。

藏族服饰充满跨文化的异域美感。

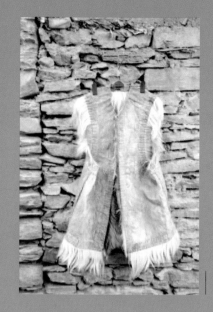

藏族服饰多具有游牧民族特色，伸展性佳，功能性十足。

极富民族色彩的藏族服饰

藏族服饰重点特色在于袖长、襟大、腰宽。藏族女性服饰多半内里为花纹衬衫，外罩长袍，夏日以短袖为主，冬日则改穿长袖，下身则搭配长裤与筒靴。由于西藏地域广阔，各地气候环境不尽相同，为适应不同的自然环境与气候条件，穿着上也必须有所调整，藏人主要依性别、年龄、季节与节日特性等做为穿衣准据。

由于藏人过着游牧生活，因此藏人服饰多半也具有游牧民族的特色，除了具有极佳的御寒、保暖特性外，还需要兼顾散热、活动性与功能性，如：藏族服饰多半有伸缩自如的特性，这是因为藏人常需露宿野外，因此需要便于伸展并具有卧铺功能的服饰，如袍、短衣……等。藏人以畜牧为生，机动性强，因此刻意将服饰制作得较为宽大，方便将酥油、糌粑或各类物品摆放其内，随身携带。此外，由于高原地区日夜温差大，厚重衣物穿脱不便，宽大的衣物方便于天热时将手臂露出透气与散热，而夜晚露宿野外时，宽大的服装能迅速变身为被子或垫褥，铺在身下或盖在身上都相当方便，保暖又省时。

藏人服饰特色

主要特色	长袖、腰身肥大、大襟右衫、发编、长靴、饰品……等。
主要式样	长袖袍、无袖袍。
主要品类	短衣、袍、坎肩、腰带、帽子、长靴、发饰、首饰、配饰……等。
主要材质	素布袍、绸缎袍、毛呢夹袍、锦花袍、光板羊皮袍、氆氇……等。
主要面料	毛料、棉布、绸缎、呢子、光板羊皮……等。
主要色彩	以对比色为主，如：白与黑、红与绿等，习惯用金、银线搭配服饰混搭出轻快、活泼又和谐的服饰风格。

藏人的衣着禁忌

1. 除藏传活佛或僧侣，一般人禁穿黄色衣物。

2. 禁止跨或踩过他人衣物。

3. 禁止将自己的衣物置放于他人衣物上。

4. 忌戴他人穿戴过的旧帽。

5. 忌戴帽子睡觉。

6. 忌反穿衣物或反戴帽子。

7. 男子忌穿戴妇女使用过的衣物或帽子。

8. 忌用麻绳或毛绳当做腰带使用。

9. 腰带两端不能打结，服丧除外。

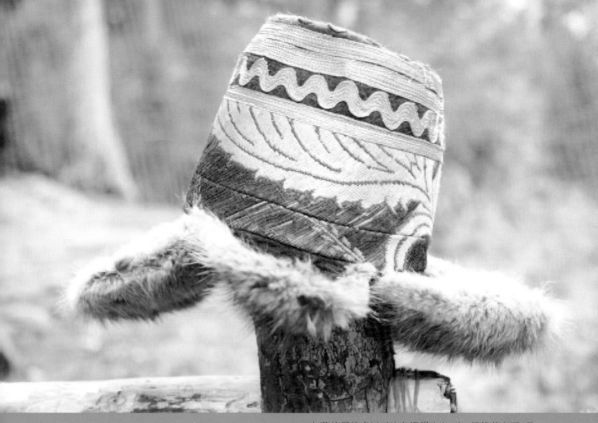

藏族服饰多以对比色混搭为主，金、银线妆点下，显出活泼、轻快又抢眼的民族风。

藏族女子服饰

藏族女子服饰特色在于腰前的一块彩色围裙，藏人称其为"帮典"或"邦垫"，做为妇女已婚或未婚的象征，形状大致可分为长形、短形与梯形，一块帮典（邦垫）需经过纺线、染色、针织、缝合等四个繁复步骤，搭配金银线或珊瑚、琥珀等饰品，让藏族妇女看来相当华丽。

藏族男子服饰

藏族男子服饰较女子服饰更为复杂，一般常见为开右襟、无扣的大领长袍，藏人称其为"初巴"，初巴内多穿短衣或衬衣；藏族男子习惯于用腰带束紧衣物，或者置放零钱等小物于腰带内；下身多搭配长筒靴。藏族男子的服饰与搭配可略分为三种——"勒规"、"赘规"与"札规"，分别在日常劳动、特殊节日与庆典及战斗时穿着。

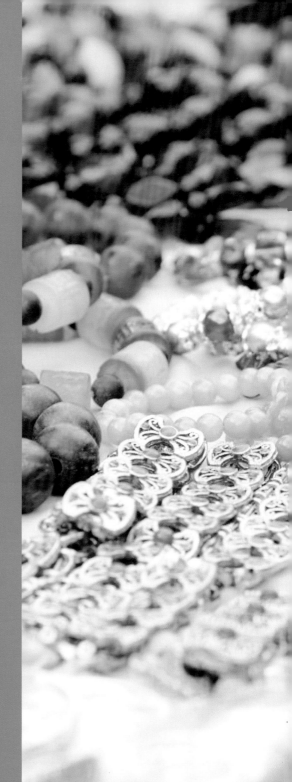

藏族服饰的文化功能

　　藏族服饰充分反映了藏人对高寒雪域自然环境及对畜牧生产方式的适应能力，从藏族服饰的材质、款式、图纹和各类饰品则可看出藏族人的生活仪规、审美观与艺术工艺的发展成熟性。

　　严苛的地理环境与生活方式，造就藏人"把握当下，乐于生活"的人生态度，因为生命短暂，因此更要珍惜生命、拥抱生命中的美好，而纵使生活艰辛、单调乏味，也可以想办法让生活充满各种乐趣，并自己营造生活情调，热爱生命的藏人透过各种有形与无形的形式来表达他们对生活与生命的正面态度——要活得精彩、充分享受生活！于是，他们将这样的热情灌注在绚丽的服饰、多彩的配饰与首饰上，如藏人配戴的尾饰就是一例，藏族男女多以宽大、色彩绚丽的红、黄、绿、蓝布呢绒扎于腰后，任其垂悬至脚下，展开如鸟尾状的装饰，妇女多用单色，男子则使用多色。

藏人对色彩绚丽的配饰或首饰情有独钟。

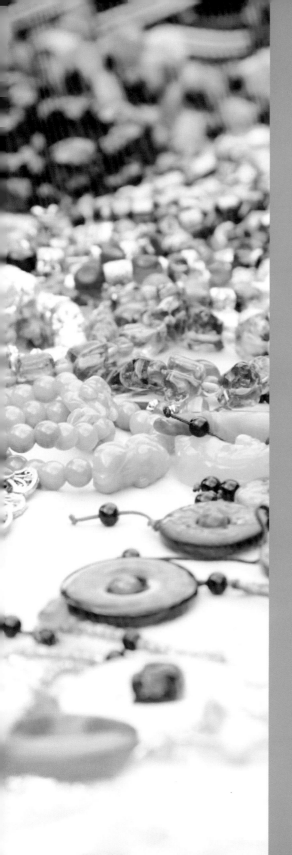

藏族服饰的符号象征"卍":
火、太阳

　　藏族人偏爱白色,传统苯教认为"白色代表善良",藏传佛教则认为"白色是吉祥色"。"卍"(藏语称"雍仲")和"十"是一般藏族服饰中两种常见的特殊图案,"卍"原是古代的一种符号、咒符,藏人认为是火和太阳的象征,梵文则代表胸部的吉祥标志,是释迦牟尼三十二相之一。"卍"也是苯教的教徽,具有巫术等特殊性质,藏人服饰中使用"卍"图腾则象征坚固、永恒、驱邪、纳福、吉祥如意……之意。藏族男女服饰的领口、襟边、靴面及各类配饰、首饰中常能看到"卍"图案。

藏族服饰的符号象征"十":
完满、慈善

　　"十"字符号在佛教的教义之中代表"完满"、"慈善"的吉祥含意。"十"字符号被藏人广泛用于各类装饰中,除了美观考量外,同时具有祈求佛祖保佑、驱邪之意。

第四章 纯净自然的生活美感

　　藏人予人一种非常纯净质朴的感觉，他们的眼神如湖水般清澈明亮，他们的生命情调、生活意趣自在而充满喜悦，虽然生活条件艰困，心灵却非常充实，因此，他们一举手一投足间都展现出一种纯净自然的生活美感，连空气都显得灵动飘逸，让人不知不觉陶醉在他们清明澄澈的灿然眼神中，惊喜地发现世间竟有如此的自在心灵，恍惚中似乎瞥见映在眼眸中遗世独立的珠穆朗玛。

　　西藏独特的自然环境造就了这样纯净无垢的心灵，所有的藏人几乎都以这样的开放态度在过日子，因此欲求低、杂念少，再加上宗教的修持，因此展现出一种豁达的生命态度与大我精神，而非以私我为念，也就是用一种公天下的心态过生活，这样的生命态度与生活哲学养成了他们少思、寡欲，随遇而安的超然思维，因为包袱少，生活虽然在他们的脸上刻画下岁月痕迹，但生命对他们而言却显得相对轻盈，没有"不能承受之重"。

因为单纯，所以美好

　　藏人多半重视礼节，献哈达即为他们表达诚心、纯洁与敬贺的日常礼节之一，不论是拜会长官、长辈或参加各类婚丧礼仪，送哈达最能表达自己的虔敬与祝福；

生活在藏人脸上刻画岁月的痕迹，但生命对他们而言
却相对轻盈。

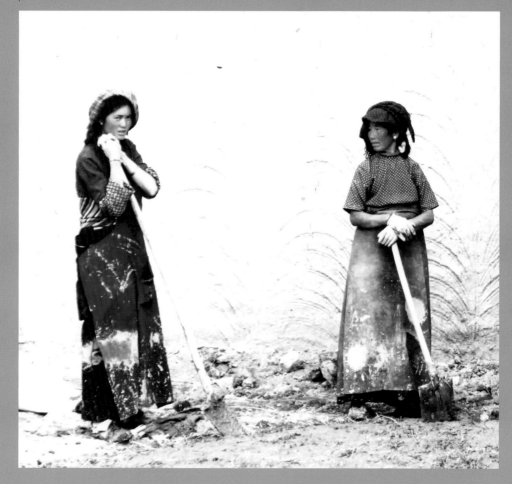

此外，磕头也是常见的藏人礼仪，从事宗教活动时，遇到需要鞠躬或表达敬意时，藏
人多半脱帽后行 45 度鞠躬礼，帽子拿在手上；至于对平辈致意时则将帽子置于胸
前，点头致意。在简单的动作下，看见的是藏人诚挚而无邪的脸庞，没有敷衍与矫
饰，单纯的美好在简单的动作中展露无遗。

怡然自得，无欲则刚

藏人认为，如果他们只求个人利益，心中会认为自己是一个卑劣的人，所以他们不愿做这样的事，如果是修行者就更会问自己："我做这件事的目是什么？是为了让众生能够得到解脱吗？"因为凡事不以私利为念，所以他们的心灵是很开放的，无欲则刚，当一个人心胸开放而无所求时，生活就会变得轻松愉快。更因为他们无时无刻都生活在佛法中，随时都在修生活禅，因此，他们认为帮助别人是一件快乐的事，尤其佛法教义中也鼓励他们做利他的行为，他们认为生命之道就是利他，快乐并非建立在满足私欲上，只要帮助别人，心中的快乐便油然而生，因为心中随时充满快乐而让自己觉得满足与喜乐，无愧于天地才能保有纯粹与恬静的心灵。

放下一切，豁然开朗

藏人虽然身处艰苦的自然环境，但在生活面上却毫无多余的想法与需求，加上内在保有崇高的思想意境与心灵态度，在面对种种不平时，他们会将不平之事转念为累世所造的因果，因此，他们能用一种更坦然、平静的态度去面对生活中的一切顺境与逆境，而不像一般人在面对不如意时产生种种负面情绪，其实，负面情绪伤害的总是自己而不是别人，负面情绪只会让自己越来越不快乐，烦恼越来越多，身心皆受负面情绪的影响而变得不健康也不快乐，但生气、沮丧、悲伤等负面情绪却无济于事。

藏人因为懂得如何让自己放下种种负面情绪，所以身上的包袱更少，心情容易因为这样的自省而获得沉淀，坦荡的生活方式与生命态度已溶入他们的血液中，成为他们的人生哲学，因此他们能够过得简单而自在，很多人在到过西藏后都非常羡慕这样

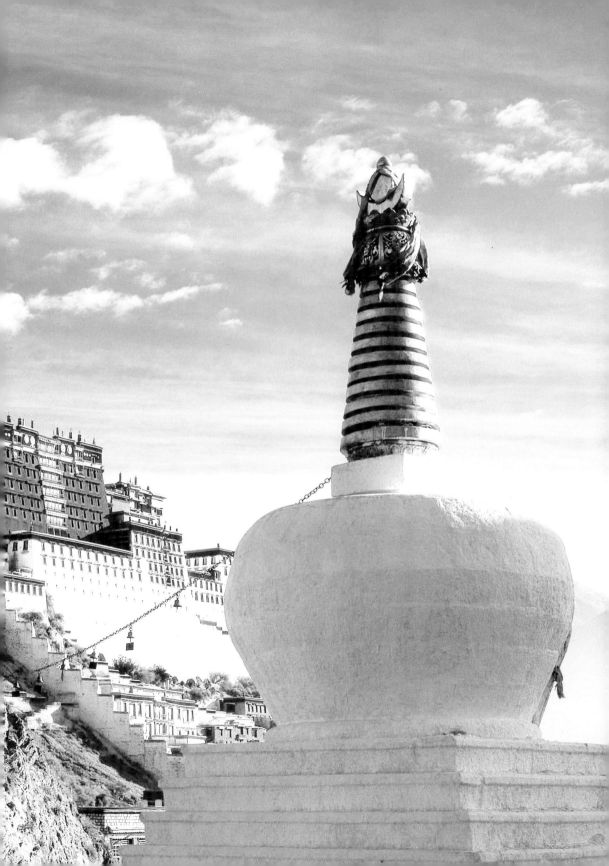

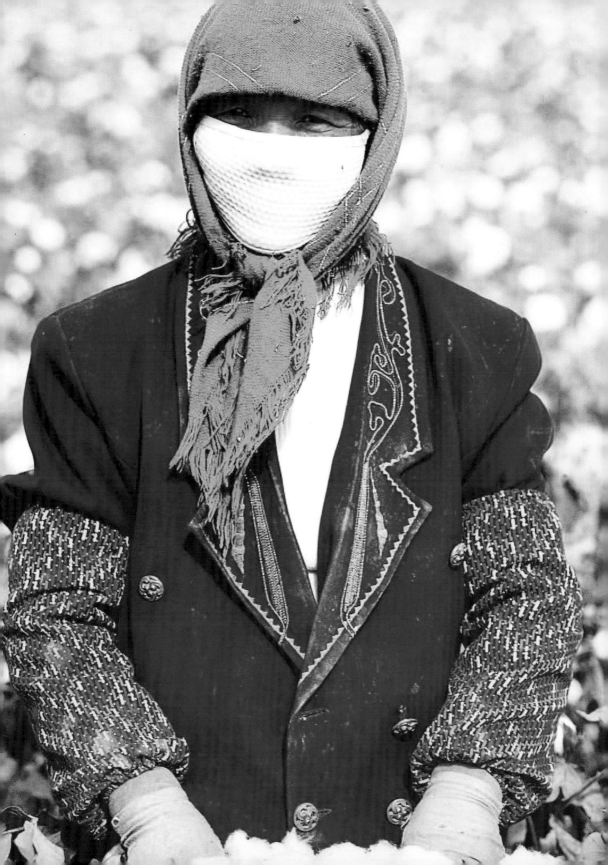

的生命哲学，因此选择一次又一次地回到这片净土，甚至搬到西藏居住！

快乐从内在寻找

所有的藏人都有这样独特的生活观与生命态度，有人便如此感叹："藏人是一群相当快乐的人，尽管在生活上他们必须接受许多的变化并经历种种苦难，但他们依旧积极面对人生，这样的人生态度值得学习。"藏人快乐的原因在于——他们不断地向自己的内在去探寻，而不像一般人不断地向外追寻自己无法掌握的一切——财富、名声、美貌……等，这些东西并非努力就追求得到，一旦无法如愿以偿，便会产生得失心、憎恨心与不平之鸣，佛法上认为这些都是虚妄不实的东西，因为所欲所求都是空的东西，所以感受不到生命中纯粹而真实的快乐，因此也不曾拥有真正的快乐。

藏人坚信藏族传统中的诚信与勤奋精神，生活重心以传统文化为依归，让他们能够在艰苦的环境中也能以安然、乐观的态度面对，藏人的生活之道是藉由不断地开发内在能量，透过身、心、灵修持的方式来达到生命祥和的境界，虽然他们必须在政治因素下不断思考自己民族的前途与命运为何，但也在这样一个充满挣扎与不平静的状况下，更加重视心灵上的解脱与自由。

藏人因为几千年来信仰藏传佛教，生活中充满宗教色彩，崇尚精神层面的满足，以修行为主，物质需求不高，欲求也低，一心追求心灵上的富足而让藏人多半清心寡欲。证严法师曾说："人要信两种教，一个是不计较，一个是不比较。"这句话其实与藏人的生活哲学颇为相近，因为简单，西藏的空气、大山、大水与生灵都透着一股宁静之气，平和的感觉在空气中流动，生命也在祥和宁静中散发自然的芬芳！

第五章 教医合一的生活哲学

　　考据资料显示，西藏医学与养生历史的发展一如西藏民族发展史一般久远，早在公元6世纪时，生活在青藏雪域险峻环境中的藏人就已透过生活与经验的累积，传承属于自己的养生与医疗知识，此时也是藏医药学萌芽阶段。及至公元8世纪左右，藏医宝典《四部医典》的编纂完成，象征藏医医疗体系的建构完成与养生研究趋于成熟阶段。

　　佛教对藏人影响深远，让他们认清现世是苦难的，但必须承受一切苦难，因为苦难都是因果报应，前世定今世，今世定来世，要获得好的轮回结果就必须克制现世的欲望，更应遵守十戒，认真修行与侍佛。宗教为藏人带来完整而特殊的人生观与日常行为准则，延伸而来的戒律则制约着藏人的行为，在维持社会和平与稳定上具有相当重要的作用。

　　对于藏人来说，日常生活中围绕着世俗化各类约定俗成的教条与藏传佛教教义，长期受到奴隶制度影响下的藏人多半温驯、认命且安份，受到藏传佛教教义的影响，藏人多半知足、严守戒律并发愿累积此生福报，祈愿拥有美好来世，吐蕃王朝大力推广的佛教教义发展至今，教医融合的生活规范与道德涵养深深影响藏人的起居，也间接影响饮食习惯、生活态度与人生观，发展出属于西藏式的自然养生医学，

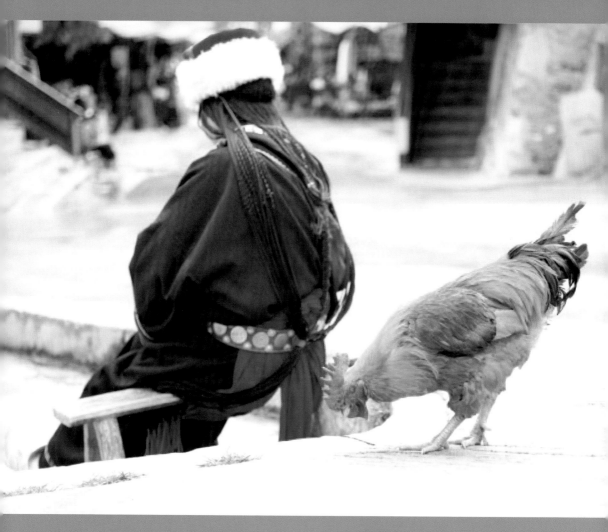

藏人受藏传佛教教义的影响，一生严守诫律并发愿累积此生福报。

教医合而为一的藏式生活哲学近年来成为全球养生显学，让标榜乐活与养生的自然主义者向往不已，藏式养生概念与生活哲学等同于长寿、健康、乐活、自然、简单……的同义词。

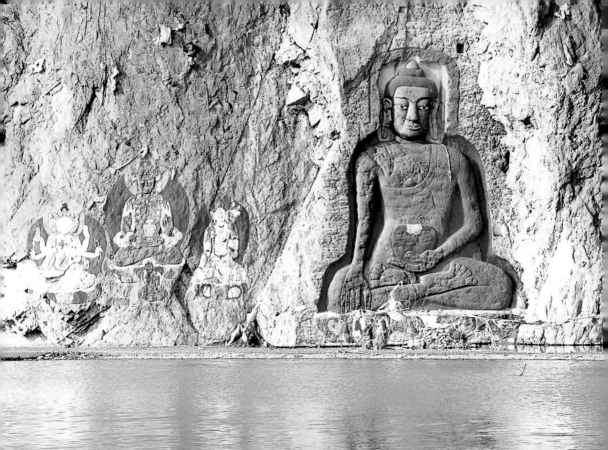

药师佛身若琉璃，左手托药钵，药钵中装各
类医治疾病的灵丹妙药与甘露。

西藏的政治史

　　西藏地处中国西南疆界，与印度、不丹、缅甸等国为邻，东南接云南，东接四川、东北与青海为邻、北与新疆衔接。古时称西藏民族为"羌"族，后又称"吐蕃"，约在公元前 127 年，聂赤赞布成为第一任藏王，距今已 2127 年。聂赤赞布建立西藏第一宫——雍布拉康（位于泽当市）。公元 581 年前后，第 32 代藏王松赞干布统一西藏各族，建立吐蕃王朝，在位期间创造藏文字、统一度量衡、创立出家制度，并在布达拉山建立皇宫。公元 1751 年，清朝乾隆皇帝废除藏王制，授权七世达赖喇嘛驻藏治理西藏政务，达赖喇嘛便开始兼任政治领袖。1951年西藏和平解放。

成就藏医圣典的药师佛与药王城

药师佛也被尊称为药师琉璃光如来、药师如来、大医王佛、十二愿王、医王善逝……，是东方净琉璃世界的教主。药师佛身若琉璃，右手做胜施印持带叶诃子，左手托药钵，药钵中装载医治众生疾病的灵丹妙药与甘露，盘坐于莲花月轮之上，世人常见药师佛身后多出现祥云、光环与远山，左右各有日光、月光上首菩萨与护持药师法门的十二药差神将，守护众生健康。

药师佛在成佛前曾在电光如来面前发下十二大愿，电光如来因改其号为医王，因其所立第七愿为"拔除生死之病"，故名曰药师；其第二愿则为照度三有之黑暗，故名曰琉璃光。传说，为解除众生因无明所衍生的种种病痛，药师佛曾于药王城传讲医道，为消除众生四百零四种病痛，琉璃光佛曾化身为天庭侍医、医仙传讲医道，相关内容流传后世，成就藏医圣典——《四部医典》。

药师八佛

药师八佛分别为：药师琉璃光王佛、释迦牟尼佛、善名称吉祥王佛、金色宝光妙行成就佛、无忧最圣吉祥佛、宝月智严光音自在佛、法海胜慧游戏神通佛、法海雷音佛。不论面对各种疾病、苦痛或生病之人，诵药师八佛的名七次，观想这些名所散发出的无形甘露，可以净化恶业、疾病与无明。据说，藏医每天都会从事药师佛修持，看病之前也会重复进行这种修持，传统上，修持日以上弦月（药师佛修持日）与西藏月第2日、第23日为治疗吉祥日。

具疗愈功效的药师佛咒

药师佛咒具有极强的疗愈波频，透过　诵此咒，可以消除众生一切苦难，累积自己的福报，同时对自己的身、心、灵也有祝福与加持的效果。念诵药师佛咒时要观想具有疗愈效果的蓝色光束射向宇宙，此光束能够治疗生病的众生，观想此一光束充满了自己的身体，带走自身的罪业、痛苦与疾病。

Dayata Om Beckanzai Beckanzai Maha Beckanzai Radza Samudgate Soha

（达耶塔　嗡　贝堪则贝堪则　摩诃　贝堪则　惹札萨目嘎提　梭哈）

传说中的药王城

传说中的药王城位于遥远的异域，是一座用金银、宝石、珍珠、琉璃所打造的无量宫，无量宫内充满各类珍贵药物，能医治四百零四种疾病，平息八万魔众，内有东、西、南、北四门，分别由持国天王、广目天王、增长天王与多闻天王把守，无量宫内药香四溢，气味香甜，药香散逸之处，一切病痛消除。

药王城东有香茅山，山林内树根能医治骨类病症，树干则能治肌肉疾病，树枝益于经络医治，树皮能治皮肤病症，树叶能根除五脏六腑宿疾；药王城西则有马拉雅山，生长各类妙药及能医治百病的药水、温泉。

藏医药学的发展

藏医药学是目前已知最成熟与完整的传统医学体系之一，研究内容横跨2000年，约可分为4个阶段：

1.萌芽期（远古时期~公元6世纪）

藏人认为，藏医与藏药内容为苯教祖师爷辛饶米沃所汇整，西藏史籍《述臣语录》记载，远古时代的藏人已经透过日常活动与生产过程得知某些野菜、野果、动物、植物乃至于矿物等能解人体病痛的道理，甚至认为"有毒就有解药"，因此，约在公元4世纪前后便发展出酥油止血、酒糟治外伤等概念，并透过文字与文化传承的方式，逐步建立完整的医药科学体系。

2.成熟期（公元 6~9 世纪）

7世纪初，吐蕃王朝的松赞干布一统西藏，建立奴隶制度，也制定官制、兵制与法制，一统文字，引进印度佛教；大唐文成公主和亲吐蕃后，更为吐蕃王

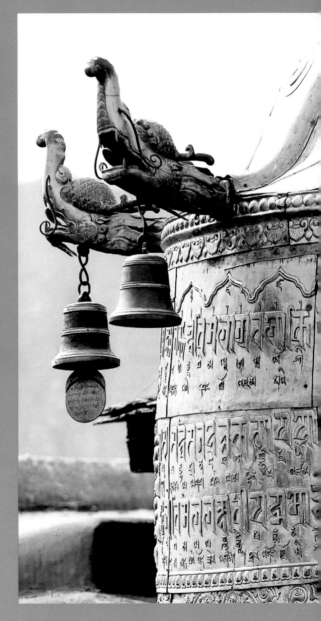

朝与西藏这片土地带来先进的中土文化，据史家统计，"文成公主带入西藏治疗疾病的404种配药法，8观察法、15诊法、4部配药法等"，这些内容当时已合编为《医学大典》，后已失传。

8世纪初，唐朝金城公主入藏，为吐蕃王朝带来更多医学知识与医师群，透过中土与吐蕃医药研究者的努力，发展成一部深具藏族特色的藏医著作《月王药诊》。吐蕃王朝九大名医以宇陀·宁玛元丹贡布为首，经过20余年的努力，终于完成举世瞩目的藏医药典《四部医典》，也为藏医医学奠定了更为成熟的发展基础。

3. 百家争鸣期（公元 9~17 世纪）

约在12世纪末，宇陀·宁玛元丹贡布的后代子孙宇陀·萨玛元丹贡布重新批注《四部医典》内容，并融合《五行调合论》与《本草大全》等医药专书，发展出更多藏医医学论点。13世纪时，《药物总汇》、《辉煌医史》、《药物蓝图》等医药著作的完成也让藏医药学的内涵更为圆熟与丰富。

4. 成熟繁荣期（公元 17~20 世纪）

主掌西藏政务的第思·桑吉嘉措召集全藏名医讨论并修改、注解《四部医典》内容，命名为《四部医典蓝琉璃》。桑吉嘉措去世后，帝玛·丹增彭措完成藏医史上的另一巨着《晶珠本草》，书中收录近2300种药物，成为藏医药物知识宝库。

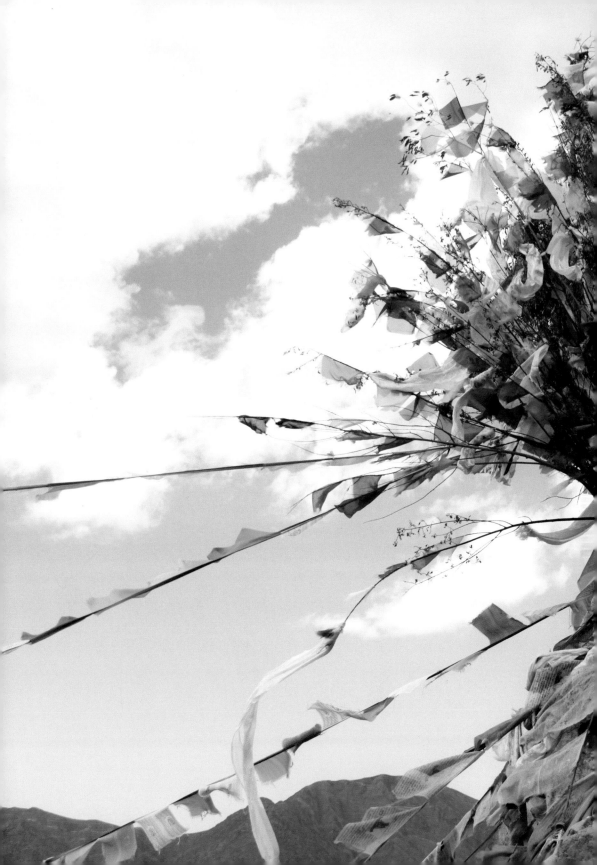

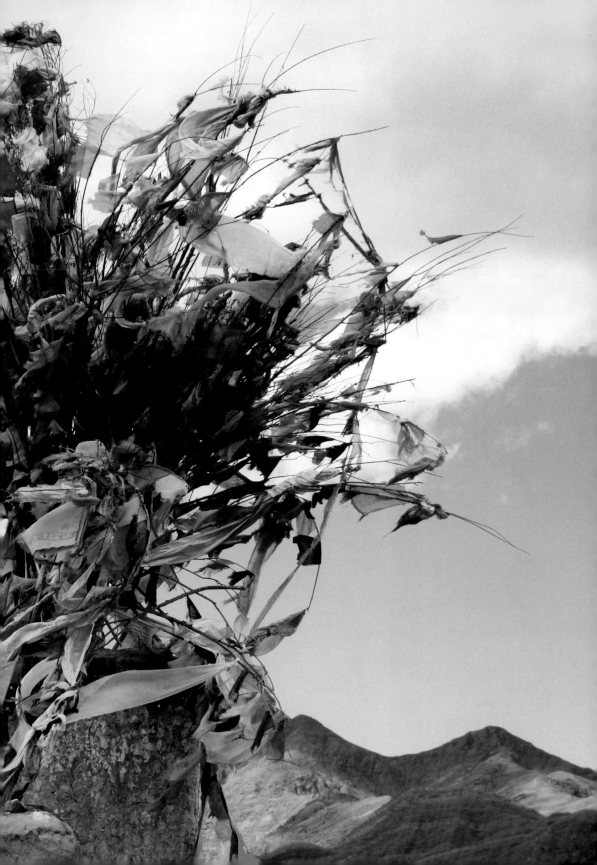

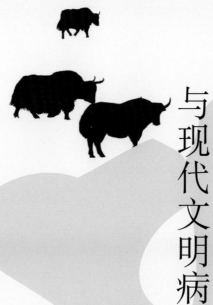

第二篇　西藏医学与现代文明病

第一章 养生从"养心"开始

　　社会快速发展下，许多人对于健康的要求已不若以往农业时代仅要求身体强健即可，对于身心协调相对重视，现代人对于养生也越来越看重，并且懂得从心灵养生着手。许多人了解到，身体所产生的疾病很多都是因为心理压力所造成，所以有人开始学瑜珈、上心灵成长课程。那么生活条件严苛，选择性较少的西藏人又是如何看待养生的？一般而言，在西藏高冷、蔬果种类少的自然环境下，要达到现代人常说的"食疗养生"是比较困难的，但他们却能在这样的环境条件下发展出独特的养生法——从心灵面着手！多数藏人都信奉佛教，因此对于心灵层面的发展与自我要求也相对较高，而藏人长期浸淫在完整藏医学理论中，对于五行的均衡运作与交互作用下的整合作用知之甚详，同时他们将身、心视为矛盾的统一体，彼此独立却互为因果。

阴阳调和，生命圆满

　　西藏传统医学认为，人的生命是一个复杂的整体，始自阴阳合一，在生命活动中，阴阳相互依存，任何一方都不能单独存在，唯有阴阳调和才能让生命圆满、身体健康，这点与中医所说的"孤阴不生，孤阳不长"意思相仿。同时，西藏医学也认为，除了物质需求外，少不了精神层面的调和，而心灵层面的调和更甚于身体保养，可见

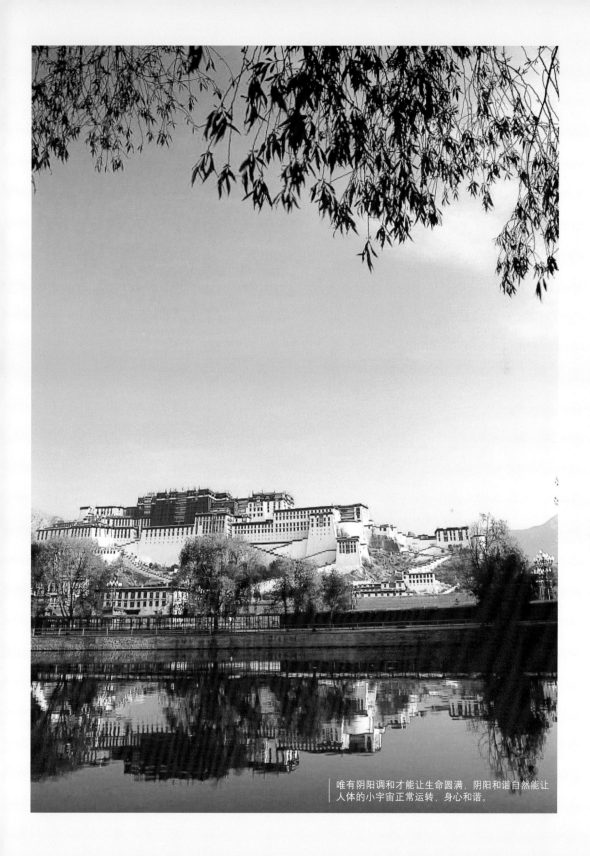

唯有阴阳调和才能让生命圆满，阴阳和谐自然能让
人体的小宇宙正常运转，身心和谐。

藏医对养心的重视,因此,古西藏的养生益寿法之一——"精神调养术"便受到医学界及一般民众的重视。

心理控制精神活动,包括个性、思想、人生信念、道德观、生活情趣、欲望……等,古人把这样的心理活动称之为"神",用于心理养生方面就称为"摄神、调心",而心理活动与生理活动息息相关,良好的心理状况会使精神更愉悦,相对地生理功能也会更好。相反地,如果心理状况不佳,就会破坏或降低人体的生理功能,使健康受到影响,甚至引发各类疾病,因此,养生必须先从养心开始。

健康之道:养心为上

西藏医学认为:"心脏是五门灵通行的孔道。"意思即为,心是灵魂八识通行的孔道,关系着性格与思维,一个人是否具有自持自重、辨别事情轻重等能力与情绪控制息息相关,因此他们认为,引发心脏病的主因可能与情绪上产生发怒、思虑过度或突然地悲痛、惊吓、恐惧……有关。如此看来,心理对生理的影响确实不容轻忽,养心才是根本之道。

事实上,古人在谈养生时,不只从养心谈起,更从修身、道德面切入,因此有"养生必先养德"的说法,《中庸》更记载了孔子所说的:"大德者必得其位,必得其禄,必得其名,必得其寿。"由此看出古人对于道德的重视,而西藏医学家宇陀 宁玛元丹贡布也提到,"对人应心力正而义广胸怀,常怀慈悲贤良菩提心。"说的就是养心的概念。

为什么养生要从修身、道德面着手?有句话说:"养生先养德,德不修则寿损。"如果不重视德行修养,即使研究各类营养学、使用各种防治法、修心理学课程,都是不足的，因此，藏人在他们的《佛说养生经》中明确地提到"养生先养德"对于长寿、减少疾病的重要性。西藏医学圣典《四部医典》中提出："足智心胸善坦荡，信誓旦旦品貌亦端详，勤于本业人道又贤良。"文中说明养生首要建立明确的生活志向，与古人认为"天行健，君子以自强不息"的态度是相同的，人心怠惰则百骸俱怠。养生的目的在于预防疾病、延年益寿，进而能对社会有所贡献，实现人生价值，但若饱食终日、无所用心，生命便失去价值或变得没有目标，无所事事便容易失去斗志，这是养生大忌！

天人相应，身心和谐

缺乏道德、唯利是图的人，言行上不以道德为考量，人生只知道追求私利，胡思乱想，就无法安寝，长久容易造成神经系统的问题，即使饮食上吃得再好也无法延年益寿，反而容易加速身体衰老，而大脑若无法休息，身体各系统就会失调，导致免疫力下降，便容易受疾病侵扰。而心地善良、乐于助人的人，因为常保平静，人生态度乐观进取，在思想上是愉悦而自在的，轻松愉快的心情可以使身体机能正常运行、均衡发展，没有外来刺激的干扰，就能促进体内分泌更多有益的激素、酶类及乙酰胆碱等，让身体达到最佳状态，进而能提升抵抗力、增加抗癌能力，达到健康与长寿目的。

物质的进步虽然可以获取身体的快乐或解除身体的痛苦，却无法让心灵得到满足，藏医养生学中提到"天人相应"的调解饮食法，特别强调养神、养德、养性和养心的重要性，他们认为，心性养生是健康的保证，情绪的调整也非常重要，切勿过于悲哀、愤怒或忧虑，这些情绪容易导致早衰与精神耗损，对于养生毫无助益。

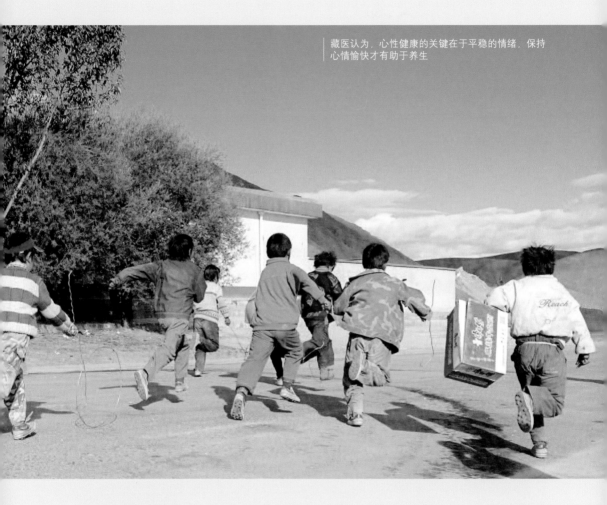

藏医认为，心性健康的关键在于平稳的情绪，保持心情愉快才有助于养生

　　除了藏医的观点外，国外长寿学者胡夫兰德在《人生长寿法》一书中亦指出："一切不利的影响因素中，最能使人短命夭亡的莫过于不良情绪和恶劣心境，如：忧虑、颓丧、惧怕、贪求、怯懦、忌妒和憎恨等。"美国医界人士也认为，心灵的不健康容易导致胃酸过多，引发溃疡等肠胃道疾病，临床证实，约有 88% 的民众由于不良情绪影响而容易罹患胃病、恶心等病症。除了肠胃道之外，心脑血管、内分泌、消化、精神和神经等系统的发病率也急剧上升，这些疾病都与心理不健康有关。长期处于消极情绪下，一旦超过所能承受的限度和人体自身调节的范围，人体中枢神经系

统便会受到抑制，削弱人体免疫功能，使五脏六腑、气血功能紊乱，因而诱发各类疾病。由此看来，为了养生与健康，应该尽量避免不愉快的情绪。

传统藏医强调的养生六法：

第一法	行善积德，心无卦碍，涵养饱满精神，安神益志，福泽绵长。
第二法	保持心情愉快，心胸坦荡无忧；五官保持灵敏，心思敏锐但避免过度操劳。
第三法	注意修行，凝神专一，形神合一，练神还虚，衰老不易。
第四法	顺应自然，洞悉生命循环之理，人体的小宇宙应该顺应天地宇宙的大宇宙而运转并获取能量。
第五法	长寿秘诀从日常养生做起，起居有节，饮食有度。
第六法	精神养生胜于一切，自然融合宗教、生活与养生概念，灵魂受到滋养后，身体才得以成长茁壮。

修心，是藏人最自然的养生法

国际健康学者们研究后发现，西藏高僧得享高寿的原因是：远离污染，而且他们多半过着规律的生活，所吃的食物也未经污染，不必担心吃到任何有毒物质，据闻，这些西藏高僧从藏传佛教的各类修持法中习得养生气功法，甚至可以在极地中打赤膊，由此看出他们在养生与保健上所下的功夫。

藏传佛教认为，修心为根本，未经修练过的心一如摆荡于林间的猴子，无法专注，心若不定便容易被嫉妒、愤怒、憎恨、恐惧等情绪所干扰，一旦心中不平，身体便容易被七情六欲所役使，而修心便能强化内心的力量，专注于重要的事情上。西藏高僧的修行一样必须从心开始，透过三种修心技巧：行禅、呼吸与持咒，经过不断地反复练习就能掌握个中技巧与奥妙，甚至可以到达止禅与观禅的境界。

禅修，西藏高僧的养心秘法

　　研究证实，禅修对大脑具有正面影响，因为快乐或正面情绪与大脑左额叶的高度活动有关，沮丧或负面情绪则与人脑颞叶中的杏仁核活动较为频繁有关，换句话说，大脑左额叶与杏仁核决定一个人的快乐或悲伤情绪。用僧侣的脑电波图对照未曾禅修者的脑电波图后发现，僧侣大脑左额叶的活动频度比未曾禅修者高出许多！医界人士也证实，如果一个人的左额叶活动频度高，代表这个人的免疫系统对疫苗的反应较好，也会相对产生更多的抗体对抗疾病；哈佛医学院一名讲师则曾为二十名每天禅修 40 分钟的一般人进行脑部扫描，得出的结论是：有禅修习惯者的前额叶皮质厚度高于其他人约 5 ％，而前额叶掌管的脑部区域是禅修时会用到的区域，也是控管人类情绪、专注力与记忆力的重要部位。

行禅

　　对于忙碌的现代人来说，行禅是一种容易执行的禅修方式，行禅就是"行动禅"，行禅的目的主要是培养个人专注力与内观能力，以内观方式察觉心中存在的各种思绪。

　　行禅时走路方式宜平稳而自然，一只脚放在另一只脚前，利用身体的自然律动帮助自己更加觉醒，此时必须专心于"走路"的动作上，停止思考，让自己放空，如果发现自己不太专心，可以再度把注意力拉回到走路的动作上，再次感受脚部的自然律动。

行禅的秘诀

■ 注意自己的身体：慢慢走，留心每一次的脚步移动，让自己专注于脚部的节奏与起落。

■ 注意自己的内心：观察心中出现的情绪是属于正面、负面抑或中性，试着不要对任何情绪产生任何评论，让情绪散去。

坐禅

坐禅与行禅的目的相同，但需要将注意力从脚步移动到呼吸上，隔绝外在的各式干扰，专注冥想。

坐禅时可以盘腿坐在地上或椅子上，背脊挺直不靠背，姿势以舒适、轻松、稳定、平衡为主，透过冥想达到修练心灵的目的。先深吸一口气，再慢慢吐气，重复深而彻底的吸气与吐气流程约 24 次，之后恢复正常呼吸。过程中要将注意力集中在每一次的吐纳上，如果心思飘移到他处了，要想办法将专注力再度集中到呼吸上。

坐禅的秘诀

■ 注意自己的内心：观察心中出现的情绪是属于正面、负面抑或中性，试着不要对任何情绪产生任何评论，让情绪散去。

止禅

止禅即为让心停留在单一的物体上，如一朵花、一颗石头或一尊佛像，可以闭上眼睛想像该物体，也可以张开眼睛观看。止禅时需要放松心情但保持一定程度的觉

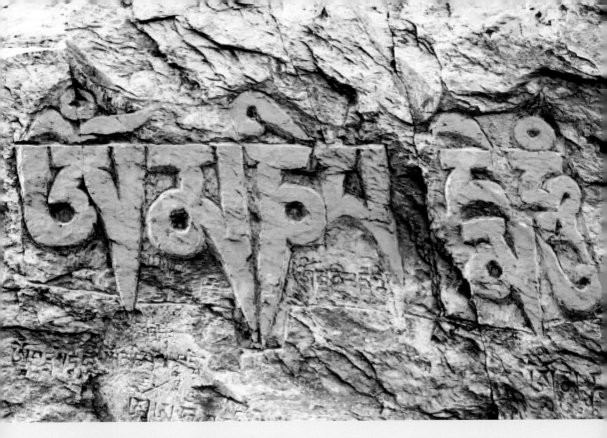

摩崖石刻——六字真言。(照片提供／藏喜——西藏敏竹梅芭藏香)

醒,让专注力集中在一个点上。

止禅的秘诀

■ 注意自己的身体:让心思停留在单一物体上,尽可能在脑海中完整呈现物体的清晰形象。

■ 注意自己的内心:观察心中出现的情绪是属于正面、负面抑或中性,试着不要对任何情绪产生任何评论,让情绪散去。

观禅

观禅的目的在强化理性思考、分析能力与论证能力,藉此增加自己对生命的理解。如果想要培养自己对他人的感激之情,不妨心中观想行善的意义,就会生出珍惜身边事物的想法，进而涌现感激他人付出的念头。

观禅的秘绝

■ 把生命当做一个实验室，透过观禅的思考、分析与论证特性，检视自己也检
视世界。

持咒

所谓的持咒就是**念诵箴言**，以**念诵箴言**的方式达到心灵的平静，佛教认为，**念
诵箴言**可以净化心灵，使内心不受负面想法与情绪的困扰。不同的咒有不同的目的，
如一般人较为熟知的六字真言"唵嘛呢叭弥吽"的"唵"意为身、口、意，代表培养
纯洁的身体、言语与心意；"嘛呢"意为珠宝，代表以"利他"为出发做出正确的行为；
"叭弥"意为莲花，象征纯洁；"吽"意为不可分割与圆满之意。

一般认为，在养生的过程中，身心灵都必须兼顾，达到身心灵平衡的境界才算拥
有真健康，也才得以享高寿。由于藏人已将藏传佛教的教义融入生活之中，甚至成为
生活主题，这样的宗教习惯对藏人来说是极好的自然养生法，因为拥有信仰与内心
寄托，才能让人产生对生命的凝聚力与认同感，可以用更客观、更平静的态度面对生
命，而这样的正面态度与西藏医学所谈的理念与生活哲学相吻合，对世人有相当大
的启示作用。

第二章 藏医的预防医学养生观

古老而神秘的西藏医学自公元8世纪起广为流传，西藏医学大成《四部医典》内容包含方法论与治疗方略，将西藏古老经典所描绘的医学逻辑和医疗体系与身体健康、灵性提升结合，以达身、心、灵皆美的完满境界。

透过《四部医典》，世人更能了解到西藏医学所倡导的正确生活方式与饮食概念，并能进一步明了如何运用生活方式与饮食习惯达到身心健康的目的。事实上，藏医理论不仅适用于藏人，也适合所有人，西藏医学的基础理论在于藉由稳定生命能量的方式，达到提升内在能量——隆 (Lung, 气／风)、赤巴 (Tripa, 胆／火) 与培根 (Beken, 黏液／水土) 的目的。

藏医认为，构成疾病的四个成因为：饮食、季节、行为与业力。不良的饮食习惯或紊乱的生活习惯，加上季节变迁与个人业力的影响，都可能带来各种不同类型的疾病。笃信佛教的藏人认为，心灵三毒——贪 (贪欲)、嗔 (嗔怒)、痴 (痴迷／无明) 会逐渐腐蚀生命能量——隆、赤巴与培根，如果希望藉由平衡内在心灵的方式达到健康与长寿目的，唯有透过调理生活习惯与饮食习惯才能达到正面而积极的效果。

藏医认为, 不良的饮食习惯与生活作息可能带来不同
类型的疾病

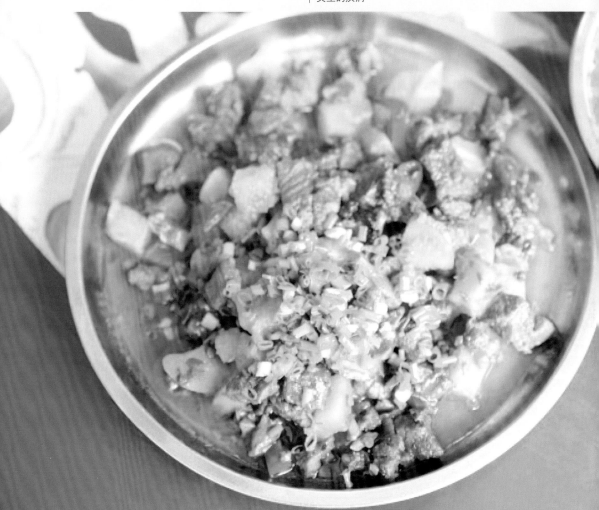

三种内在生命能量

隆(Lung,气)	一般译为"风",此能量与神经系统有关,遍行于全身,能量集中于髋部,此一能量主要提供人体运行动力与消化能力,人体呼吸、血液循环、五感感知能力、营养输送、排泄功能……都由隆所主宰。
赤巴(Tripa,胆)	一般译为"热"或"火",能量集中在横隔膜,此一能量主要维持人体体温与热能,能增强胃的消化能力、壮胆量、长智慧、知饥渴。
培根(Beken,黏液)	一般译为"水",能量集中在头部,此一能量与人类各种体液有关,能促进消化、润泽皮肤、调节睡眠品质、掌控味觉、输送体内液体……等。

认识疾病的导因,才能根除疾病

藏医认为,疾病的主要原因有三——贪(贪欲)、嗔(嗔怒)、痴(痴迷/无明),三因失调便容易诱发疾病。

隆(气)病的诱因

饮用过多苦咸糙类食物、饮食不均、纵欲过度、睡眠不足、过度肌饿、过度疲劳、过度悲伤、失血过多、思虑太过、营养不良……,容易诱发隆病,老年人体内含有较多隆的成分,容易罹患隆病;严寒低温之处也容易引发隆病。

赤巴(胆)病的诱因

饮用过多热、辛辣食物,憎恶心明显、过度疲劳、运动过量、嗜吃肉类与酥油、饮酒过量……容易诱发赤巴病；壮年人体内赤巴的成分较多，容易罹患赤巴病；燥热之处也容易引发赤巴病。

培根（黏液）病的诱因

饮用过多甘、苦、寒食物，长期置身于潮湿环境、摄取发霉或腐烂食物、嗜吃高油脂或肉类、酥油等食物、常吃生食或生奶、冰水……容易诱发培根病；孩童体内培根成分居多，容易罹患培根病；阴暗潮湿之处也容易引发培根病。

藏医的医学治疗环境

藏医一向认为，环境影响健康甚巨，如果生活环境充满污浊之气或各类致病毒素，自然容易损耗健康，好的医学治疗环境或养生环境应该充满正面能量（磁场），如药草、食物、空气与水，在纯净自然的环境中，一草一木皆具有疗效，而充斥于宇宙中的五大能量——地、水、火、风、空，在不受污染的环境中才能自然运行，维持身体健康与生命能量。

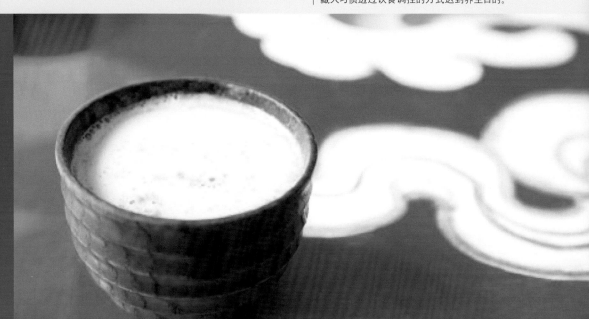

藏人习惯透过饮食调控的方式达到养生目的。

藏式预防医学与饮食内容

预防胜于治疗，藏人习惯透过饮食调控的方式达到疾病预防效果。青藏高原主食以奶类、奶油、糌粑 (烘烤过的大麦) 与肉类 (牦牛与山羊) 为主，由于当地高海拔特性与高原气候使然，植物生长不易，加上抗寒需求，造就藏人以奶类与肉类食物为主的饮食习惯。青藏高原不受污染的自然环境下，食物相当纯净，与现代人强调的有机食品相仿，以传统方式种植的谷类食品富含维他命 C 与镁、铁等微量元素，有助抗老化，而高原地区所种植的莴苣、菠菜等蔬菜也因富含各类有益矿物质而更具养生效果。《四部医典》依照对生命能量的助益不同而将食物分为谷类、肉类、油脂类、蔬果类与液体类，谷类食物以稻米、大麦、燕麦为主；肉类以牛肉与羊肉为主；油脂类以芝麻油、亚麻仁油为主；蔬果类以酪梨、蕃茄、黄豆为主；液体类则以牛奶、酸奶、茶、小麦草汁为主。

| 食补调养、起居保养与适当的医疗养生有助疾病的治疗。

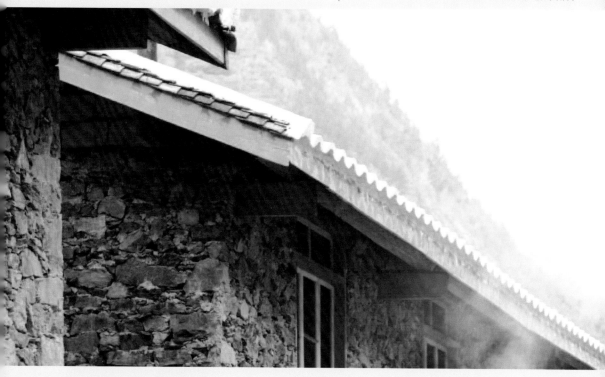

藏医的健康饮食概念

藏医认为，想要健康与长寿，最好先了解食物与身体之间的关联性，尤其是食物中的五大元素——地、水、火、风、空如何影响与造就身体运行。

一般藏医将食物分为四种属性——干、湿、轻、重，只要不违背食物之间的属性与宜忌，就不会引发毒性，如：因为奶类食品会让肉类食物在胃中腐败，最好不要同吃；甜的水果（如香蕉）也不要和酸的水果（如凤梨）一起食用。

至于在疾病的治疗上，藏医则认为，遵循食补调养、起居保养并与内服药物、外部治疗等方式相互配合，对疾病治疗才有事半功倍的效果。

治疗各式疾病的饮食与补药

治疗隆（气）病有益的饮食	马肉、驴肉、陈酥油、发酵糌粑糕、植物油、红糖、大蒜、葱、牛乳、骨酒与蔗糖酒等相关食材有助治疗隆病。
治疗隆（气）病有益的补药	治疗隆病可用酸、甘、咸、软、重等药物治疗，可用骨头汤或绵羊肉汤搭配药油、大蒜、三果、乌头、肉豆蔻等药材制成药露。
治疗赤巴（胆）病有益的饮食	山羊肉、新鲜牦牛肉、野生动物肉、新鲜酥油、牛乳奶酪、山羊奶酪、蒲公英、白花地丁、凉水等相关食材有助治疗赤巴病。
治疗赤巴（胆）病有益的补药	赤巴病可以甘、涩、苦、凉、钝等药物治疗，可使用三果汤、木香汤、苦丁汤等汤剂；散剂类则可以使用红花散、滑石散、冰片散、檀香散等。
治疗培根（黏液）病有益的饮食	鱼肉、野牛肉、绵羊肉、牦牛乳乳酪、蜂蜜、麦酒、开水等相关食材有助治疗培根病。
治疗培根（黏液）病有益的补药	培根病可以酸、涩、糙、辛等药物治疗，丸剂可用盐类配制；散剂则可以用盐类、芡实、石榴等搭配。

懂得依季节养生，就能不生病

藏人养生与维持健康的另一个重要方式与生活型态有关，除了依四季不同而调整饮食内容外，也相当注重良好生活习惯的养成。藏医认为，季节、能量与环境的改变会导致疾病的发生、病情好转或恶化。冬季至春季时体内痰液增加，这时应该做瑜珈养生，以排除体内过多的痰液；夏季炎热，火元素能量强大，最好避免做蒸汽浴等可能导致身体温度升高的活动，此时反而应该静坐养生，释放心灵的躁动能量；秋季适合食疗温补，保存并累积体内热量。

藏医认为，春季最好摄取酸、苦的食物，可搭配各类香料，多摄取姜、苹果、柠檬等蔬果，也可以饮用适量蜂蜜水，以避免体内痰液增加；夏季则需避开容易发热的食物，如咖哩、辛辣香料等，可多摄取新鲜蔬果类食物如沙拉，并要注意随时补充水分，避免脱水；秋季需多摄取能让身体增加热量与保暖的食物，如根茎类蔬菜；冬季则应避免热量流失或食用容易使身体变冷的食物，冷饮、冰块与沙拉等食物应避免食用，咖哩、辛辣香料或牛、羊肉等食物则可以多补充。

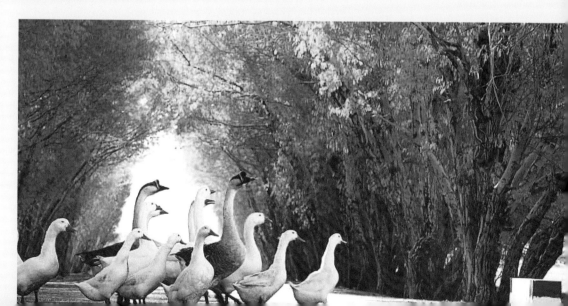

第三章 中外医学精华—《四部医典》

博大精深的藏民文化源自青藏高原独特的地域环境与人文背景，横跨2000年的藏医与藏药传承、典故与医学理念萌芽于公元前1世纪，直到公元8世纪末，藏医学家宇陀·宁玛元丹贡布将传统藏医医学精华融合中外各国医疗精华，历时20余年，终于完成著名医学经典——《四部医典》。

三因说：不贪、不嗔、不痴，就不生病

西藏医学巨著《四部医典》在医学界的重要性不亚于中国的《黄帝内经》。这部医典约在公元 8 世纪时，由西藏杰出医学家宇妥陀·宁玛元丹贡布所完成，内容融合印度、中国、阿拉伯及藏族传统医学中各种古老医学精华，其中的医学精神深受佛教文化影响，将生病原因归纳为"三因说"——隆（气）、赤巴（胆）与培根（黏液），并把造成三因的原因指向人心的贪婪、嗔怒、痴愚等三种无明本性。因此，要预防疾病的发生就必须从这贪婪、嗔怒和痴愚下手，只要心不起贪、少发怒、不生痴心，身体就能调和而不生病。

《四部医典》收录单科药材911种，治病配方3456种，所呈现的是藏医系统、全面且科学化的医学基础理论与临床经验，对于日常生活起居、疾病预防、食物摄取、饮食禁忌、养成良好饮食惯、防老甚至补阳等各面向都有详细记载，分类仔细且内

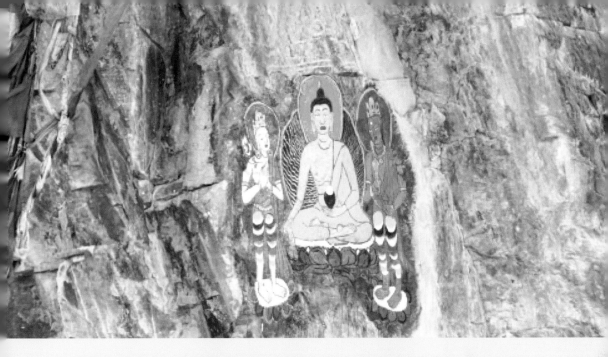

容丰富，不仅建构了完整的医学理论与诊疗体系，并归纳整理与内科、外科、妇产科、小儿科等疾病相关的治疗内容，也包含养生、疾病预防等系统性知识。

目前广为流传的《四部医典》内容分为：根本部、论说部、秘诀部、后续部四部分，在"根本部"中将人体以树的形象代表，一条树干代表人体的正常生理状态，而另一条树干即代表人患病后的身体病理状态。树干上有许多枝   ，生理枝干上的三支枝条代表着人体致病三因素，即隆、赤巴与培根，每一枝条有五片叶子，说明五种不同因素的致病类型，共有15片叶子。

西医论诊习惯将人体分为细胞、组织，或谈病理、病源，带菌与否；中医论诊则讲阴阳表里、寒热收涩；藏医则认为，人的内心有五毒，唯有五毒根除才能达到身心健康，尤其注重贪、嗔、痴等三毒所引发的气、胆、黏液辩证疗法。《四部医典》认为，贪念深重则脉管紧绷，容易引发头痛、心血管疾病、脑中风与肝脏疾病；嗔心过重则脉管炸裂，容易生闷气、忧郁或引发心血管疾病、脑中风等病症；痴心过重则脉管松缓，长期用脑过度或过度计较，也容易引发脑血管类疾病。

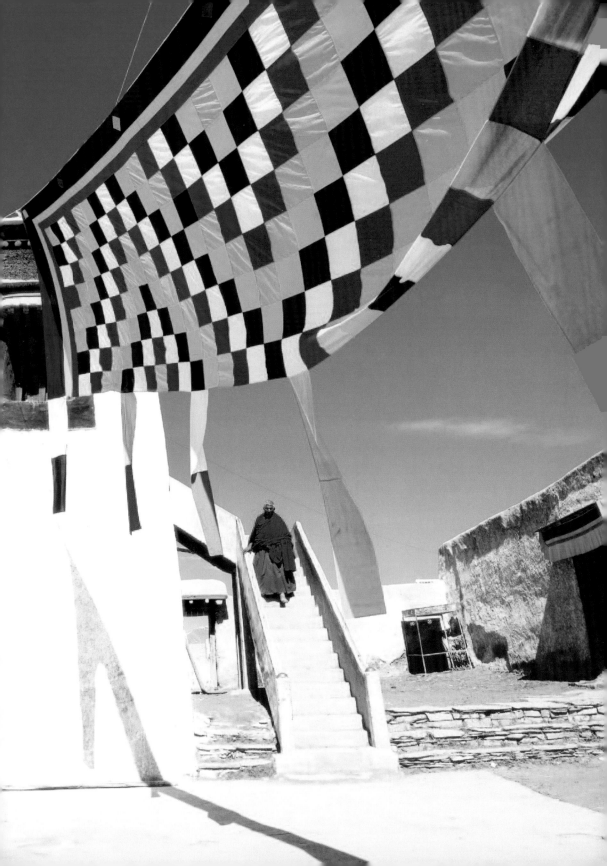

增强体质，身体自然健康

病理树干以树枝、树叶分别代表隆 (气)、赤巴 (胆)、培根 (黏液) 等三大致病因素所可能引起的种种症状，医生诊断后的治疗方法会以其他两棵大树的状况来代表，在"论说部"中提到生命的形成过程、身体各部位的形态与功能、身体部位正常状况如何、人体的生理特征和区别、在死亡前会有的征兆、疾病产生的种种内因与外缘、疾病产生的机理、疾病分类……等，并从日常起居点出养生之法、饮食摄取与养生的关联性，同时也注重婴幼儿期保养、老人养老、孕妇饮食等，可见《四部医典》对疾病的预防与养生之道相当重视。藏人因为生活环境较为艰困，因此非常重视饮食起居的营养与补充，并以运动来保持身体的强健，《四部医典》中更将日常食物属性与用途分析得非常详尽，使藏人得以在生活中灵活运用。

藏医理论认为：体质就是人体的质量，与人体的形态、结构、成分与机能是无法分割的，人体体质的良莠则由食物的精微度、血液、脂肪、精液、骨头、脊髓所决定，这些要素质量越高，体质越好，而影响体质的因素则有运动、心理状态、营养、遗传、自然环境及社会环境等，要增强体质，锻炼身体是最有效的方法。

如何在日常生活中加强锻炼实现自己的健康? 藏医认为，除了锻炼身体之外，食物的摄取也相对重要，因为好的食物能提高胃的火热度，使身体达到平衡，一个人健康与否与胃的寒热有关，从中也能看出人体体质的强弱，只要懂得适当地锻炼身体，让胃的火热度提高，就能达到消化好、吸收快的良性循环，身体自然强健、不易生病。

除了疾病预防、养生与锻练身体外，藏医理论也相当重视思想与言谈，相对重视精神面的修持，所以强调养生一定要先培养自己的品德，品德不修就会让自己的生命有所损，最好的状态是在日常生活上重视调养心性、身心保持平衡，对事不忧、不惧，每天乐观积极地生活，同时强调心正、宽和与慈悲，当身心平衡后自然身体健康，长此以往便能达到养生效果。

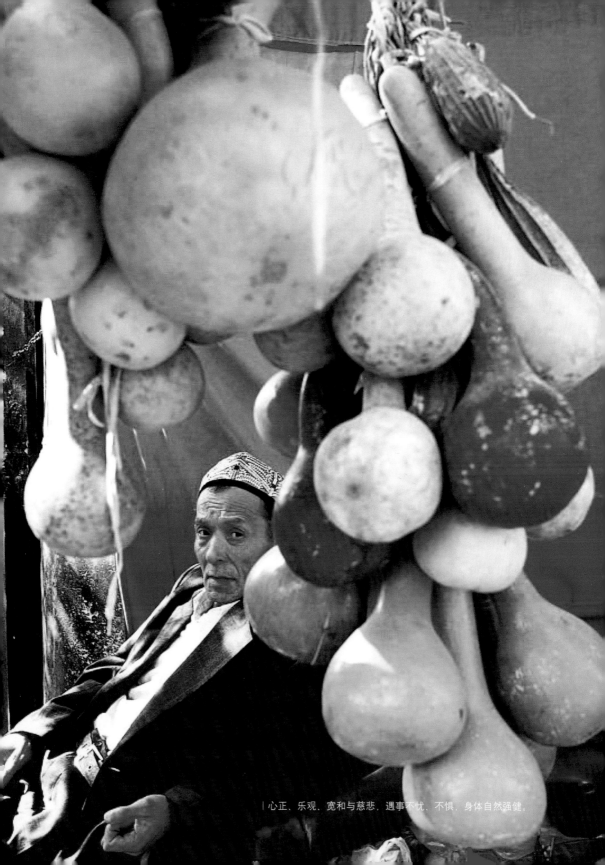

心正、乐观、宽和与慈悲，遇事不忧、不惧，身体自然强健。

《四部医典》中的为医之道

根据《四部医典》中的记载,医生应具备智慧、慈悲、决心、身语意、勤奋、随顺变通的六个条件,此外,也阐述了医生的四个层次与看诊时应该遵循的原则。

医生的四个层次:

1. 无上的医生能根除贪、嗔、痴。

2. 特殊的医生具备先知能力,并有慈悲心。

3. 高明的医生精通医学理论,熟悉外治手术方法。

4. 庸医不懂医疗理论与方法,反而是残害生命的刽子手。

医生应遵循的原则:

1. 当疾病出现转折变化时,要像鹰一样警觉。

2. 诊断病情时,要像绵羊一样踏实。

3. 治病时,要像狐狸一样谨慎。

4. 手术治疗时,要像老虎一样英勇。

睡眠品质是健康的关键

想要保持健康,睡眠好坏也是关键,而睡眠品质的好坏与人体所分泌的褪黑激素有关,褪黑激素是由大脑中的松果体所分泌,当褪黑激素分泌多的时候自然想睡觉,褪黑激素分泌少的时候就会醒过来,藏医建议难以入睡的老人早上多运动、晒太阳,使褪黑激素分泌正常,调整生理时钟以保持身体健康。

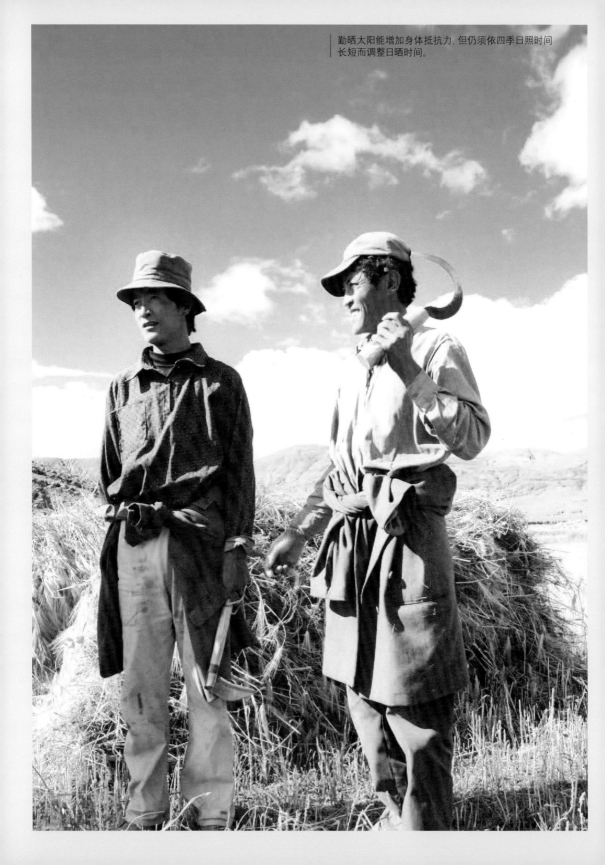

勤晒太阳能增加身体抵抗力，但仍须依四季日照时间长短而调整日晒时间。

阳光充足，抵抗力就强

藏医认为，以适当方式晒太阳能增加身体的抵抗力，晒太阳的时间则依四季日照时间长短而定，春、秋时因气候温和，每天只要晒一个小时的太阳，活化细胞即可；夏天天气炎热，紫外线照射强烈，只宜晒半个钟头；冬天因为较为寒冷，可晒两个小时。

饮食七分饱，病痛自然少

藏人对身心的保健非常讲究，因此饮食方面的标准就订得很高，如：胃中的食物只能占 2/4，汤水类食物占 1/4，其余的 1/4 空间必须留给体内的隆（气）、赤巴（胆）、培根（黏液）运行，等同于七分饱的意思，与中医理论颇为相近。他们也建议少吃盐，因为过量的盐份会引发心血管疾病；饭后适量饮酒可以增胖；饮用适量蜂蜜水可以减肥。而藏人的传统食物糌粑与酥油也是饮食养生重点，因为青稞磨成粉所制成的糌粑可治肾亏、油脂过多、清热化湿、宁肺定喘；酥油可以润肺止咳、消炎退肿、止泻止痢、润肠通便等，不过，毕竟藏人体质与生活环境与一般人不同，他们能多食酥油保持健康，但却不见得适合所有人。

《四部医典》中的时令饮食养生法

西藏古代养生家非常重视依季节而饮食与养生，因为民以食为天，人的生命活动无法与饮食分割，如何以科学饮食方法使身体更健康、远离疾病？《四部医典》中提到，生活在干燥、多风、贫瘠的高原环境，春天时气候变化大，因此会产生身体轻盈与性情较躁的情况，在饮食上就必须注重营养补充，但以少油、味涩的食物为主，如麦类、青稞、蜂蜜等，饮料则以葡萄酒、姜水、红糖水为宜，并且必须多补充维生素

B 较多的食物和黄绿色新鲜蔬菜, 少吃凉性及油腻食物, 以免伤及脾胃。

春夏过渡期约在 4~5 月, 因为气候转温, 饮食上可以加酒及牛肉、大米、蜂蜜等。夏季因为日照强, 天气炎热, 容易有过多暑气, 应该多吃甘酸清润食品, 少吃辛燥、甘烈的食物, 饮食上应以热食为主, 以预防胃肠疾病, 可以吃些大米、酥油及肉类等, 但必须少吃麦芽糖, 咸味、酸食、胡椒等更不宜; 可以适量饮用酒及酪浆类, 饮水以井水为主。夏天天气较热, 饮食上必须注意不过分贪凉而猛灌冷饮, 以免伤及脾胃。

秋季时气候转凉, 天地间属于收煞之气, 体内内气会外散而使中气虚弱, 这时胆汁类疾病会因为中气虚弱而发生, 此时的养生法就必须以属性较甘、苦、涩等食物为主, 或以糯米、粳米、蜂蜜、芝麻、乳品、甘蔗等柔润食物调理。冬季时食欲会有所增加, 藏医认为此时是养生的好时机, 可以适量增加油脂类食物, 如肉类食品、木耳等。

冬季严寒容易使皮肤毛孔紧闭, 消化之火集中, 除了肉类食品外, 也要注意摄取黄绿色蔬菜, 以免缺乏维生素 A、维生素 B2 与维生素 C。

藏人讲究饮食, 也注意食物相生相克的道理。体质为寒性者就应调以热性食物, 忌吃凉性食物; 体质为热性者就该避免吃辛辣食物与热性食物, 也应避开烟酒。因为辛辣热性蔬菜具有通阳健胃作用, 体质阴虚者吃了容易生痰, 热性体质者多食则容易动火, 因此, 藏医不建议热性体质者食用辛辣、热性食物。

藏人也相当注重饮食卫生, 进餐前他们会先饮汤类食物以开胃, 吃饭时细嚼慢咽, 吃完饭后也不马上卧睡, 以免消化不良,《千金要方》中提到:"饱食而卧, 食不消成积, 乃生百病。"但建议饭后进行一些和缓活动, 帮助胃肠消化。

先排毒, 再药补

藏人非常重视药补, 认为药补可以防病补身, 因此他们有很多药丸、粉状药物,有些药物以香枝的方式使用，而他们的滋补方式是先排出体内毒素及积存已久的宿便，进行油疗，并以三果、光明盐、荜拨、干姜、水姜蒲、姜黄、酸藤果、红糖及黄牛尿为引，内服做为温泻，也就是排出宿便的意思，之后再施以药补。

《四部医典》的治疗概念：饮食、药物、起居三者并重

对于隆（气）病的治疗	
饮食治疗	治疗隆病最好的饮食治疗内容以温润又具营养价值的大蒜、大葱、骨汤、绵羊肉、马肉、酥油、牛乳、红糖等为佳。
药物治疗	以汤剂、药酒、散剂、丸剂为佳，汤剂为首选。 药酒：做为药酒制剂以发酵枇杷糕、川芎、黄精、峨参为佳。 散剂：以藏红花、诃子、小豆蔻、肉豆蔻、桂皮、光明盐、阿魏为主。 丸剂：可用藏红花、诃子、荜拨、牦牛奶提炼的酥油调配成酥油滋补丸剂，治疗上半身隆病效果最佳；以芫荽、干姜、石榴、荜拨、小米辣、牦牛奶提炼的酥油调配成丸剂也能治疗各种隆病。
起居治疗	治疗隆病最好居住于温暖之处，睡眠要充足，可藉由各种方式调适心情，减低忧愁烦闷感。
对于赤巴（胆）病的治疗	
饮食治疗	热性赤巴病的饮食以野鹿肉、黄牛肉、蒲公英、青稞、鲜酥油、大米为主；寒性赤巴病则以山羊、黄牛肉、绵羊肉、鱼干、大蒜、鲜酥油等饮食为主。

药物治疗	热性赤巴病可以藏茵陈、哇夏嘎、波棱瓜、船形乌头等药蒸汤服用；治疗寒性赤巴病则可用桂皮、山豆根、沙棘、石榴等药做为制剂服用。 药酒：如果隆偏盛，可使用藏茵陈药酒做为滋补治剂。
起居治疗	避免过度劳累、少晒太阳、少发怒；热性赤巴病居处以凉爽为宜，寒性赤巴病居处则以干燥为宜。
对于培根（黏液）病的治疗	
饮食治疗	治疗培根病最好的饮食治疗内容以性温易消化的谷类、绵羊肉、鱼肉、姜汤、醇酒为主，少量多餐为宜。
药物治疗	以光明盐三味或四味汤为主。
起居治疗	居处干燥为宜，注意保暖，避免长时间卧床。

净化空气，阻隔病邪入侵

除了以温泻排出体内积存的脏东西外，藏人对疾病的预防也相当重视，因为病毒可藉由空气散播，所以他们非常重视空气的净化，在人群众多的地方就会点燃藏香以净化空气，或是随身配带香囊，香囊中装有乌头、麝香、水菖蒲、黑安息香、白安息香、大蒜等，可以防止细菌侵入，甚至以藏药涂抹于全身九窍之处，藏医认为在五官、皮肤等病邪入侵处涂抹药物，可以阻隔病邪入侵，因此，藏人会将《四部医典》中所提到的药方涂抹在五官及皮肤上，预防传染性疾病。

平时，选择在空气流通、环境整洁的地方工作，尽量不要在密闭空间活动，保护自己也保护身边的人不受传染病影响，一旦发生疫病传染，也要想办法隔离，甚至在患者临死前也要服下药物以防止瘟疫蔓延，藏人在这方面是相当谨慎的。此外，藏人也相当重视禽畜传染病的预防，每天三次将预防传染病药水以一定浓度洒于禽畜畜养环境，以抑制传染病蔓延，同时将药剂适量加入牲畜饲料中，防治工作相当仔细，并会随身佩戴"九味防瘟散"来净化空气，或先以薰香过，避免牲畜与人类传染病的传播。

住对地方也能养生

要做好养生，除了预防疾病，也必须重视居住环境，因此，藏医强调隆（气）、赤巴（胆汁）、培根（黏液）三种不同类型患者在选择居住环境时也该有所区隔，住在适合自己体质的保水、干燥地，住宅一定要保持舒适、清洁并注意保暖，此外，最好常晒太阳，晒太阳除了可以保暖，更可以释放压力，圣经中也曾提到日光具有治疗功效，因此，以适当方式晒太阳就能增加身体的抵抗力与免疫能力。

藏人常保青春的妙方

日常生活习惯上，藏人会避免拿过重的物品、勿使身心过度操劳；经常沐浴以保持身体洁净，沐浴时须以冷水净身、温水洗头，经常用油按摩身体以促进血液循环，保持睡眠充足，不让自己过度饥饿。如果依上述几种简单方式养生，多可延年益寿，据藏人的说法，这样的养生方式让他们在行动上可以敏捷得像狮子、健壮得像大象、容貌常保青春。

第四章

藏医带你远离十大死因之首——癌症

　　许多人因为长期生活在高压、空气污染、水源污染、情绪污染的不良环境中，加上饮食不当、情绪无法舒解等因素，产生许多现代人独有的文明病，这些文明病中以癌症最令人束手无策，多年来名列国人十大死因榜首。据统计，每四人就有一人罹癌，癌症的发生率越来越高，很多人甚至罹患癌症已久而不自知。癌症的发生与个人饮食习惯和不良生活习惯息息相关，若本身是瘾君子、长期处于二手烟环境下、过度劳累、长期处于紧张压力下，就会增加癌症的罹患率。

容易罹患癌症的九大高危险群

隐君子	烟草含有易致癌物质，隐君子是罹癌的高危险群。
体重过重	体脂过高易罹患乳癌、大肠癌、子宫颈癌或卵巢癌。
家族病史	若家族中曾有癌症患者，其他人可能有较高的罹病率。
少有病痛者	少有病痛者罹患癌症的个案时有所闻，若发生突如其来的不适或体能改变，应立即就医。
饮食习惯不良	一般而言，精致、高脂肪或醃渍类食物与口腔癌、食道癌、肝癌、肠癌、乳癌等密切相关。
B肝与C肝带原者	B 型肝炎与C 型肝炎带原者罹患肝癌的几率较高。
长期紧张、情绪躁动	医学证明，情绪波动容易降低人体免疫力，促使癌细胞生长。
长期患有胃溃疡或慢性胃炎	这两种因素提高罹患胃癌的几率。
长期接触致癌物质	长期接触致癌物如杀虫剂、农药、石棉、煤、铜、砷、铬等或长期吸入油烟，罹患肺癌的几率较高，此外，长期暴露于幅射线环境下，罹癌几率也高于一般人。

预防癌症，从三元素的平衡开始

中医讲究平衡、脉理、时令与五行等概念，而藏医则讲求自然与人体的平衡关系。藏医理论有部分与中医近似，藏医认为，人体中有风 (Lung)、火 (Tripa) 及水 (Beken) 三个元素，掌管不同功能与能量。某一元素太过与不及，则容易让身体失调，开始生病。西藏医学的做法是，从病人的风、火、水中找出身体失调的原因，再经由各种自然方法使各元素恢复平衡状态。

　　预防癌症或任何疾病皆须从日常保健开始，藏族传统的保健方法多半具有强身、健体、预防疾病的多重功效，只要持之以恒勤加锻炼，就能远离疾病侵扰，预防癌症，延年益寿。藏族传统的保健方法有所谓的"闻、思、修"三步骤的说法，"闻"就是听讲，"思"就是思考，"修"就是修习锻炼，在修练内容上则有"脉、风、明点"之说，"脉"就是打通经脉，"风"就是透过气息的调整进而掌握气息运用的技巧，"明点"则是透过吸纳吐气的方式调和体内五脏六腑，去芜存菁。但所有的保健养生方式都需要视个人身体状况而予以调整，千万不要操之过急或超过自身体力所能负荷的程度，否则效果不彰。

外病，皆导因于内病不除

　　藏医重视修行及生活细节，所以将病症区分成"外病"与"内病"。"外病"是指身体及精神上的病痛，藏医认为，外病可以用医药、放血等方式医治；"内病"是指人类心中的贪念、嗔恨及愚痴，也就是佛家所说的"三毒"——贪、嗔、痴，而内病是不容易被医治的，种种"外病"皆导因于"内病"不除，因此，"内病"才是真正的致病原因，细菌、环境都是次要因素，只要内心的贪、嗔、痴三毒不除，就很难不生病！

　　藏医非常重视气的调整，对于癌症病患的医治多以气场调整方式作为灵修的一部分，让患者强化心灵上的释放，经由这种方式，身体、情绪、心智及精神层面都会获得改善。除了气场调整，由于藏人多信仰藏传佛教，因此也会以佛法帮助自己面对癌症，西藏梭巴仁波切对癌症患者的建议是—"Khung Na"，这是一种藏药，对于治疗癌症特别有帮助，建议早晚各服用三颗，持续两周，印度达兰莎拉的兜率天净土中心、尼泊尔柯　寺或藏医处可取得此药。除了用药,更建议修　"药师佛与龙王佛心咒"或"龙王佛名号咒",　诵时应全心专注观想龙王佛身上放出光芒、甘露,让光芒进入身体和心里,洗去所有因思维而起的障瘴,包括疾病、魑魅、恶业,心灵净化后身体自然健康。

龙王佛心咒:

答雅踏 嗡 答踏噶踏 巴嘎梵 拿嘎 惹恰 修惹 阿替替那 阿替替他 梭哈

六字大明咒:

嗡 嘛 呢 叭 咪 吽

佛咒:

答雅他 嗡 贝喀最 贝喀最 麻哈 贝喀最 惹札 萨幕 喀迭 梭哈

远离癌症的法门

梭巴仁波切认为，罹癌的原因主要是个人恶业与障碍所致，佛法能净化恶业及障碍，只要远离致癌的因，就能种下解脱轮回的种子，而修行菩提道、菩提道次第与密乘有助心灵的解脱，让众生不再受轮回之苦，即使癌症未曾治愈，来世也不会再受罹癌之苦，或者只有一小段时间罹癌，未来许多世将不再受罹癌之苦。

现代人远离癌症的十个秘诀

01. 多摄取富含抗氧化剂的食物：如红葡萄、蕃茄、西瓜、蕃薯、木瓜、南瓜、芒果、菜心、青椒、芥兰菜、花椰菜等。

02. 多摄取富含植物生化素的蔬果：如蒜、葱、花椰菜、芥菜、葡萄、蓝莓等。

03. 多摄取富含纤维的食物：纤维能吸取肠内水分，使粪便体积增大，使肠内壁产生规律性蠕动，加强排泄力，进而能缩短致癌物停留在肠内的时间。

04. 减低脂肪摄取量：多食用不饱和脂肪，可降低患癌率。

05. 避免食用腌制、烟熏和烧烤类食物。

06. 不抽烟。

07. 不喝酒。

08. 维持规律生活作息。

09. 适度运动。

10. 适时减压。

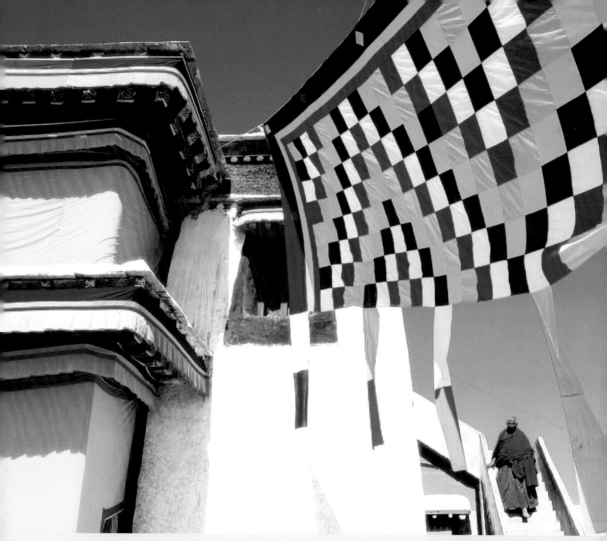

气场调理，解放癌症病患的身心灵

　　癌症是一种因自体细胞产生变异而发生的病变，藏人因为重视修行，在治疗癌症患者时也会把修行法加入医疗行为中，藏医建议患者透过气脉转动（气场调理）的方式作为灵修的一部分，以达身心调和，并透过这些动作的练习而强化自我解放，进一步研究出养生操，适合癌症患者在日常生活中练习，让患者身体、情绪、心智及精神层面都获得解放。实验发现，练习这些动作的确可以改善睡眠障碍的问题并提升睡眠品质，甚至延长睡眠时间，让患者减少使用安眠药的频率，减轻癌症病症所带来的痛苦。

简易健身操

藏族对于保健养生强调身、语、意的练习，也就是锻练身体、训练语意及陶冶心性。锻炼身体的目的主要是强筋健体、祛病防病，只要脉络通畅，气血顺畅，自然无病无痛，益寿延年。简易健身的标准是透过五肢运动（即头部、双臂与双腿的运动）达到"不劳累而无病痛，轻松而舒畅"的健身目的。

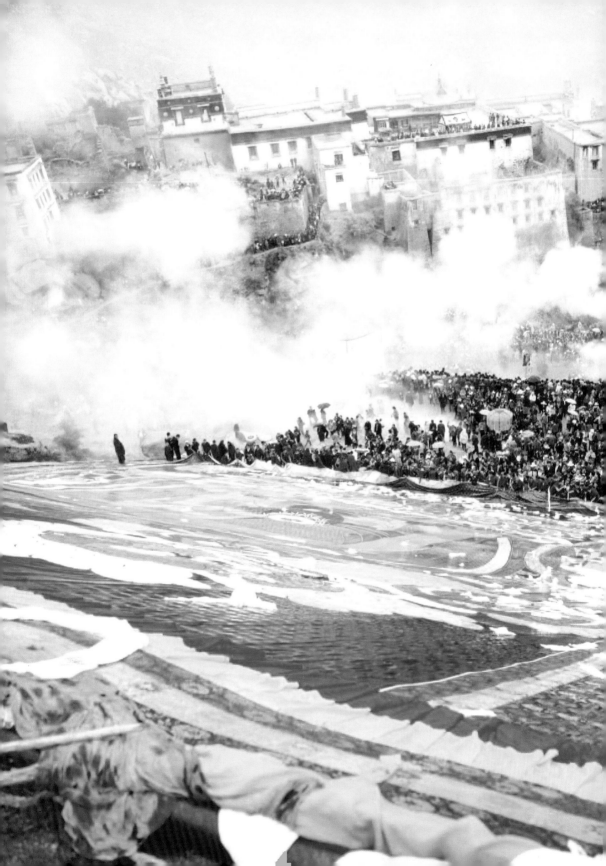

第五章 精神内养降低你的忧郁指数

近年来，因为全球景气的低靡、失业率提高……来自生活中的各种慢性压力逐渐危害世人健康，导致许多人产生忧郁、躁郁或不明原因的疼痛症状。而有这类困扰的人口越来越多，世界卫生组织统计，全世界62亿人口中有近3%罹患忧郁症，可见忧郁症的普遍性，也因此，世界卫生组织将其列为"世界三大黑死病"之一。

你有忧郁症吗？

世界卫生组织研究资料显示，忧郁症会是 2020 年人类失能 (disability) 前十名中排名第一的疾病。哈佛大学的研究也显示，造成人类社会整体疾病负担 (Global Burden of Disease) 前十名的疾病中，忧郁症排名第二。据统计，15% 的忧郁症患者有自杀倾向，而当一个人罹患忧郁症时，工作能力与生产力也会同步下降，甚至造成家庭、社会的负担。忧郁症症状相当多样化，随着忧郁症程度、年龄、病程等因素而异。

忧郁症生理症状

胃口变差、食欲短时间内减退或增加、体重明显减轻或增加、失眠、嗜睡、性欲降低、感觉极度疲劳、缺乏能量与活力、反应过于激动或迟缓、头痛、头昏、眼睛易感疲劳、胸闷、胸痛、呼吸不顺畅、身体或颈部酸痛、腹胀、频尿、盗汗、便秘等。

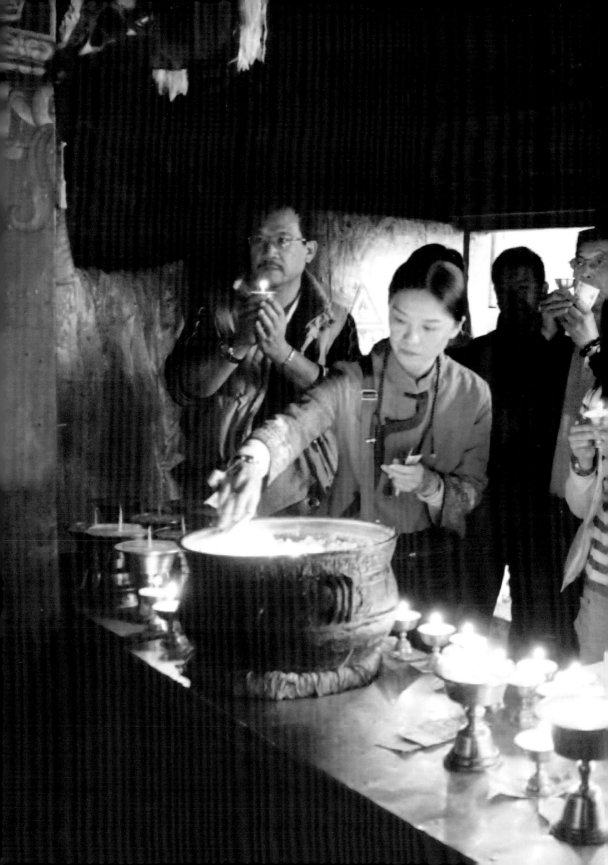

忧郁症心理症状

情绪低落、心情沮丧、无助、恐惧、容易伤感流泪、激动易怒、感觉寂寞、无聊、冷淡、胸部沉重、苦闷、失去幽默感、感觉悲观、感觉挫折、有罪恶感、无存在感、健忘、注意力减退、判断力变差、犹豫不决、意志消沉、工作效率差、出现自杀意念及行为等。

为什么忧郁症的发生率如此之高? 忧郁症的原因为何? 据了解, 忧郁症与遗传有关, 如果父母患有忧郁症, 自己就有 20% 的遗传基因, 如果生活压力过大、生活中发生重大改变使大脑中负责控管情绪的区域受到干扰而导致脑内神经传导失去平衡, 也会引发忧郁症, 如果只是因为一时的情绪失控, 经过调整后还是可以恢复, 如果是因为个人性格特质中常存悲观、自卑等情绪或过于依赖而没有安全感, 这类型的人都可能具有忧郁症倾向; 完美主义者事事要求完美, 如有不圆满的地方就容易产生挫折感, 因此也常会累积负面情绪而导致忧郁症。此外, 如果必须承受或面对重大决定, 或者面对一连串挫折、慢性病与生命中各种无名的失落感, 久而久之也可能引发忧郁症。

研究显示, 饮食习惯不佳也可能引发忧郁症, 因为人体脑中有负责管理行为的神经冲动传导物质, 如果饮食习惯不佳, 如嗜吃猪肉或油炸食物、零食等, 容易导致疲劳、思考迟钝而有行动缓慢的倾向。

其他常见的情绪障碍病症

躁激症

自觉生活无乐趣、情绪低落、不喜欢参与社交活动、有罪恶感、自杀念头、自觉无用、无法集中注意力、感觉疲倦或浑身不舒服、人际关系冷漠、睡眠障碍、食欲减退、性欲减退、动作迟缓、缺乏主动性、妄想、容易哭泣、容易感到寂寞。

焦虑症

内心忧虑、焦躁、烦闷、肌肉紧张、担心或害怕有不好的事情发生、高度警戒、易有自律神经症状亢奋，如：头晕、反胃、心悸、发汗、腹泻、频尿……等。上述症状最少持续一个月以上，有时可能出现强迫性行为。

畏惧

对于过去常接触的事物产生莫名的害怕与焦虑感，如：惧高、惧空旷之处、惧吵杂、惧封闭、惧孤独……等，并可能有强迫性逃避行为。

恐慌症

有强烈的紧张害怕感产生，伴随自律神经症状如：头痛、头晕、心悸、呼吸困难、胸闷、发汗、感觉自己快死去；担心自己做出失控的行为、害怕生病、害怕灾难发生、害怕人际关系可能引发的各种挫折感。

心理健康有助养生

藏人对于心理健康与生理健康的关系相当有研究，因此，西藏医学普遍认为心理养生有助稳定情绪，是使人健康长寿的重要因素，与现代心理学认为心情长期郁闷或长时间过度紧张会降低人体抵抗力的看法不谋而合，不过藏医认为，人类罹患忧郁症或产生退缩行为也可能是因为邪灵入侵所致，这种邪灵会经由皮肤与外在环境接触后引起，当邪灵产生时，藏医会从人的眼睛、脉象、皮肤诊断出疾病属于何种邪灵所造成，也因为他们将这种心理疾病视为邪气的一种，所以也会以具有保护性的藏香或护身符做为治疗工具。

《四部医典》中提到的病症有404种，其中的101种可以说是暂时性的疾病，只要经过治疗就可以恢复健康，另外有101种疾病属于"鬼邪症"，而忧郁症就被归类为鬼邪症的一种。他们认为，如果不送走鬼邪，吃再多的药也无济于事，但如果将鬼邪送走，疾病自然不药而愈。鬼邪的产生来自于内心，要治忧郁症就得从心做起，藏医是以静坐方式调整病人的心灵，他们认为，忧郁症是一种慢性压力所造成的疾病，所以需要从调整心灵做起，使忧郁症患者减轻焦虑感，进而降低药物的使用量，并想办法提高患者的生活品质，此外，藏医的传统冥想模式可以有效控制忧郁症患者所产生的各种压力症状。

藏医对于忧郁症的治疗与东西方医学较为不同的是，他们会针对个别病人的主要症状及伴随的各类症状做一整合性的研判，厘清患者的忧郁症属性，再加以判断出病人整体病症，根据原则，最后辅以行为训练、饮食控制、草药调养、心理咨询等方式，治疗上最重的据就是向患者展开新的生活方式。

西藏医学独有的珍宝

西藏医学中最有名且相当特别的炼金术，也就是一种炼制珍宝药丸的炼药与用药技术。一般来说，制作珍宝药丸的人本身一定要是西藏医师，炼制药丸也必须挑选吉祥时刻。炼制珍宝药丸的药方包括白金与黄金，一颗珍宝药丸可能包含上百种成分，炼制时间约需四十天，炼制时必须遵照严格的制药程序与密宗仪轨，并严禁接触日光。据说这些药丸对治疗癌症、风湿性关节炎与自体免疫性疾病相当有帮助，服用时也要挑选吉祥时刻。

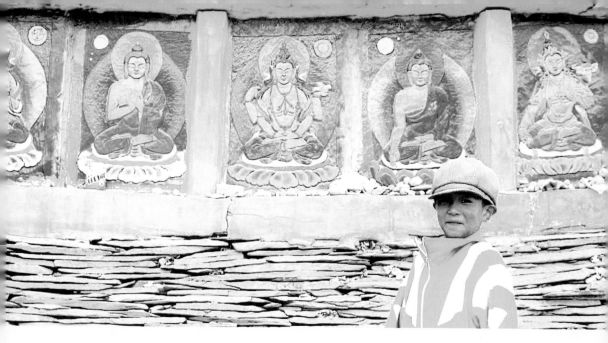

能缓解忧郁症的"大宝法王黑药丸"

大宝法王黑药丸（The Karmapa Black Pill Rinchen Rilnack）是由藏传佛教中噶举派领袖噶玛巴所制作，据说能用来缓解忧郁症，还能让濒死之病患与噶玛巴产生连结，使疾病远离。

能预防神经系统失常的"宝珊瑚二十五味药丸"

据说，宝珊瑚 25 味药丸（Precious Coral 25 Rinchen Jumar）是由萨珊达拉·罗克西弥（Shasandhara Lakhsmi）调配而成，包含珍珠、珊瑚、肉豆蔻、番红花、诃子等二十五种珍稀成分，可用来治疗与预防脑部疾病，如：头痛、眩晕与神经系统失常等问题。

健康心理带来正面的生理状态

藏人认为，除了饮食、起居与药物养生外，精神内养的功夫也轻忽不得，精神内养的基本意涵包括良好的德行、稳定的情绪与积极乐观的人生态度，也就是"调摄情志、修养德行"之理。好的精神状态可以产生良性而正面的生理状态，反之则容易扰乱生理功能，导致疾病丛生，因此，心理养生的重要性更胜于生理养生。《四部医典》中提到病之内因："百病总因归纳只一条，只因不解无我为愚盲。比如鸟虽展翅空中飞，总是不离地上其身影；众生虽然安居有行业，终因愚盲总难离病情。"进一步说明精神状况的优劣关乎身体健康。

　　精神内养除了维持内心平静与情绪稳定外，还必须兼具修养道德，宇陀·宁玛元丹贡布认为："心力正而义广胸怀，常怀贤良慈悲菩提心。"不做好德行修养，即便吃遍灵丹妙药也无法健康长寿，唯有从日常生活做起，调养精神、避免阴阳失调或情绪大起大落才有助养生。《佛说养生经》则指出，精神内养总的来说包含个人语意、行为、信仰、道德修养与人际关系的修持，长寿与养生之道无他，"利他"而已！不骂人、不说脏话、不论他人是非与长短、不欺骗、不犯罪，同时谨遵佛教十诫——不偷盗、不打人、要诚实、不食言、有礼貌、不强占他人钱财、不诅咒他人、不淫、不饮酒、不杀生，养德贵在实践，为人处世进退有据，言行举措遵守合宜规范，才能"心力正而义长广胸怀"。

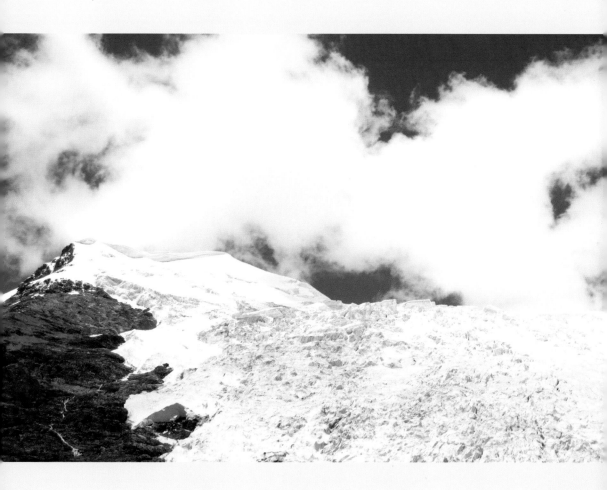

第六章 藏人的不老神话

不论古今中外，许多人对于老化及疾病都相当畏惧，也因此才会积极寻找长生不老的药方，秦始皇时代，为了寻找不死药方，曾命徐福带领数千名童男女出海，打探传说中的青春妙药，然而，真的有不老药方吗？虽说越老越生智慧，但绝大部分的人还是怕老，这是因为，老化与疾病成正相关，据统计，超过 50% 的 80 岁银发族有痴呆、骨质疏松、糖尿病、关节炎与心血管病变等疾病困扰。此外，老人因久病厌世而自杀的消息时有所闻，由此可见，老化对身心的影响确实很大，而人类厌老、畏老主要还是因为老化使人行动不便，因此，如何抗老化便成为许多人关切的议题。

老化杀手：有害自由基

医学研究显示，导致老化的主要原因是有害自由基，自由基是一种不成对的电子化合物，一般而言，正常电子化合物中的原子、分子或离子都是成对的，但自由基却单一而不稳定，它会去抢别人的原子、分子或离子，因为是单一个体，因此非常活跃且不稳定，在抢了别人的原子、分子或离子后，造成其他原子、分子或离子快速死亡，一旦自由基侵蚀身体各部位后，就会产生一定程度的身体损害，超越某个程度后即无法修复，一旦这些细胞无法恢复正常，人体就会开始老化或者产生各种病变。

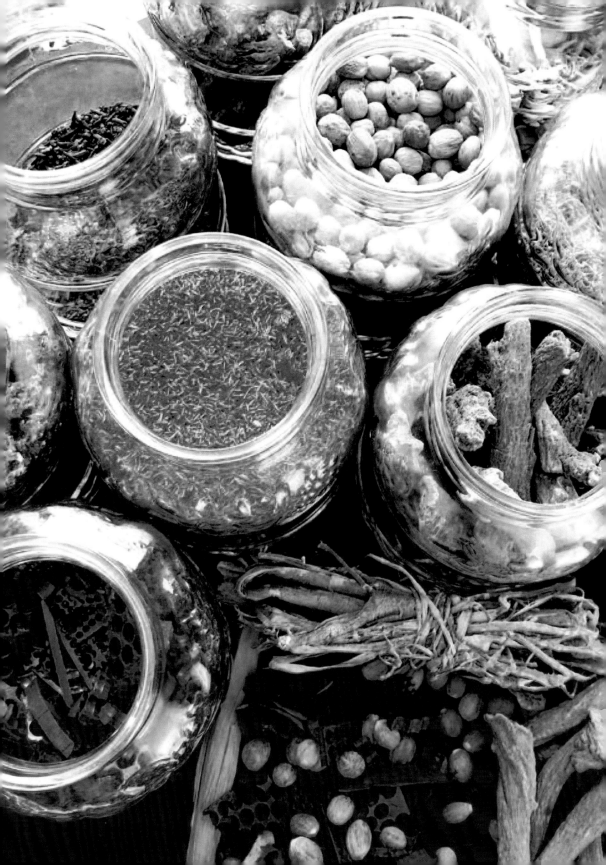

　　一般而言，身体老化是因为年龄的增加、糖化、氧化、光老化所引起。年龄增加的老化现象是身体的自然作用，凡人都必须坦然接受，但可以避免光引起的老化，因此，日常生活中应注意曝晒阳光的时间不要过长，避免造成光过敏现象。人体靠呼吸使体内各项机能运作正常，但氧气虽然可以使人存活，却也在人体体内产生自由基——活性氧，这种活性氧与体内各种物质发生反应造成氧化，使身体产生老化现象并可能引起各类身体病变。要彻底了解氧化的影响，最好的方式是拿一颗苹果做实验，当苹果与氧接触后会变黄，一段时间后则会缩水，若将人体比喻成苹果，当人体氧化后就会缩水而产生老化现象。

　　另一个老化因素就是糖化，人体主要是由水分和蛋白质所组成，一旦人体的蛋白质与糖分结合就称为"糖化"，蛋白质与糖发生反应后就会失去原有的功能，引发硬化现象，如最常听到的动脉硬化，可能导致糖尿病并发症、引起老人痴呆症等病症，皮肤老化也属于糖化作用，当皮肤内的胶原蛋白发生糖化作用后，就会失去原有的弹性，黯淡无光泽，所以糖化是造成肌肤老化的主要因素，也是造成老化的原因之一。

藏人为何能成为最长寿的人群之一？

　　调查显示，西藏是中国境内仅次于新疆的第二个长寿地区，西藏为什么会从以往的高死亡率演变成如今的长寿区？其实，这和以下几种独到的抗老秘方有很大的关联。

记忆药丸：曲龙

　　藏医益西丹增发现的抗老记忆药丸名为"曲龙"，"曲龙"是吸取精华之意，据

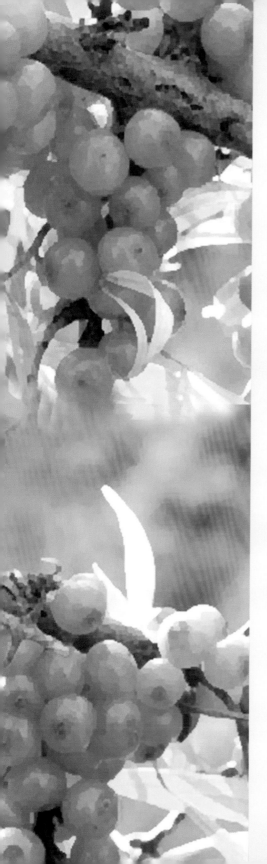

说这种药有返老还童的作用，如果修行者连续服用3年甚至12年之久，身体就有足够的能量，可以每天只吃一颗种子或一朵花就能维持生命能量不坠，保证不死，可见"曲龙"的营养成分非常高。事实上，不只是修行者，一般人使用"曲龙"也有很好的养生功效，因为它可以使头发和牙齿复生，延寿十年甚至上百年，据传藏医藉"曲龙"使人返老还童的疗法已有两千年历史！

据统计，人类每天的呼吸次数约为两万一千次，而其中有五百次的呼吸与寿命有关，只要懂得呼吸法，透过禅修调和身心，再加上服用"曲龙"，就能增加寿命。藏医益西丹增提到，自己曾遇过好几百位使用曲龙养生抗老化的长者，使用效果都非常好，据闻有位170岁高龄的喇嘛，长期服用曲龙，虽然有着一头白发，但外表看来却只有40岁，甚至有人50岁才开始使用"曲龙"，使用后面色红润如中年人一般，曲龙的抗老化效果可见一斑。

温脾润胃的酥油茶

在藏族饮食中不可缺乏的酥油茶也是抗老化食品，因为酥油能产生很高的热量，有御寒效果，除了可以温脾润胃外，还能强健体质，其中还存有使人精力充沛的养分，《四部医典》中提到酥油对人体的营养作用："新鲜酥油凉而能强筋，能生泽力又除赤巴热。"文中非常清楚的说明酥油能强筋骨、滋润气血、治疗黏液及发热性疾病，并认为它能"益智增热力。人们日常饮食靠油类，体内供热内脏可洁净；体质即补气力容颜添，五官坚固长寿到百年。"所以藏人对酥油茶的评价很高，此外，它还能抗衰老、抗癌、提神醒脑，是极佳的抗老化食物。

藏人因为饮食中缺少植物及水果类食物，因此需要靠酥油茶溶解脂肪、帮助消化，尤其是生活在青藏高原牧区的藏民，多以牛、羊肉为主食，极少摄取新鲜蔬果，更需要靠饮茶来维持体内水分的平衡和正常代谢。反观现代人的饮食大多太过油腻，藏人根据生活环境与身体需求来调整饮食的概念，实在非常值得我们参考。

的药物，属于景天科天属类多年生草本或小灌木植物，应用及根茎部，含有多达十几种生物活性数量丰富，因为名红景天，生长在青藏高原海拔 500～5000 米以上的高寒高原岩石地区，该处环境恶劣且缺氧，属于高辐射区，生长环境如此高寒严苛，使红景天具有特殊的活性物质。

《四部医典》中的《论说医典》将红景天归类为涩药，因其具有润肺、理气、养血功效，并能补肾，因此有抗衰老功效，更重要的是它对人体的血液循环与内分泌系统有很好的调节作用，所以也有抗疲劳、提高免疫力的功效，也是外地人进入西藏的绝佳抗缺氧药品，不论是藏人或各国中西医都将它视为"黄金植物"、"东方神草"，红景天对于心血管疾病或胸闷也具有相当疗效。

消除自由基的利器：沙棘

沙棘是地球上最古老的植物之一，已经存在 2 亿多年，属于越冬、雌雄异株的木质性落叶灌木，因为有刺，故名为沙棘，全株高度约 2~4 米，外皮为黑、褐色，叶片为互生、狭长型，叶上部为银灰色。因为生长地多贫瘠，而且必须承受严酷的气候环境变迁，具耐寒、耐碱、耐旱特质，所保留的营养价值也很可观，富含多种维生素 B1、B2、C、E、高含量必需脂肪酸、多酚类、黄酮类、β－ 胡萝卜素、叶酸、人体必需氨基酸和近 20 种微量元素。《四部医典》记载，沙棘具有升阳、化湿、壮阴、利肺、祛痰功能，还能化瘀止血、健脾养胃。医学研究指出，人体衰老及许多疾病的发生与氧化作用有关，因此，清除体内物质经过氧化作用所产生的羟自由基及活性氧自由基，便成为抗衰老的关键。沙棘所含总黄酮素具有消除自由基的作用，维生素 C、E 则有抗氧化作用，并能增强人体免疫功能，因此深具抗衰老功效。

近年来，藏人对于抗老化研究颇具心得，已知有更多西藏食品、药品能帮助藏人预防老化，但除了抗老养生藏药外，正常生活起居、营养补充与维持积极正面的生活态度也很重要，多方兼顾与调养才能全面抗老化。

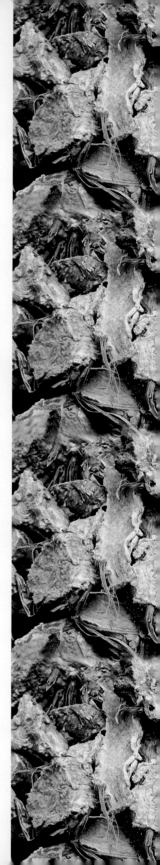

第七章 梦境预示了你的健康状况

　　藏医的独特之处在于，融合宗教修持而更着重于精神养生，他们认为，修养德行、怡情养性才能维持健康与平衡的身心状态。因此，藏医理论多半不脱宗教内涵，藏传佛教就相当重视身体与心灵双方面的修持，藉着禅定与宗教修行，可让修行者不再受贪、嗔、痴所惑。《四部医典》提出，只有维持心绪的平静，避免情感大起大□□免阴阳失调或气息逆乱，才能达到预防疾病的效果。

　　□于生、老、病、死则是人生必经的过程，除了坦然面对外，也必须学会辨识□□□征兆，要先学会观察生命与驾驭生命，才能趋吉避凶，延年益寿。藏医多半□□命变化的外在表征统称为"预兆"，预兆内容包含梦境、感觉与细微末节的行□些征兆代表不同的意义，可能代表健康、疾病甚至死亡。掌握这些征兆便能□患未然，预防疾厄，间接达到疾病预防与趋吉避凶的效果。

梦境中的吉凶预兆

　　许多人做梦之后并不记得梦的内容，藏医则认为，如果对黎明前后所做的梦境印象深刻，这些梦境往往代表某些预兆。梦境显示的不仅是毫无头绪、无可解释的胡思乱想，更可能具有特殊意涵，同时具有某些警示作用。《四部医典》指出，如果在梦境中看见尸体、老虎、狮子与猴子可能是濒临死亡的征兆；梦见自己裸身骑马、猪、驴或骆驼，也可能是一种死亡的预兆。如果梦见骑乘马、牛渡河、身处茫茫大海中、熊熊烈焰燃烧等，则是一种健康、吉祥的预兆。

藏医认为，行善积德之人在生命濒临结束之时，灵魂会自头顶出窍，反之，若是作恶多端之辈在生命濒临结束之时，灵魂会从肛门与尿道出窍。

境中的 15 种不祥预兆

01. 看见尸体、老虎、狮子、狐狸与猴子。

02. 自己裸身骑马、猪、驴或骆驼。

03. 与过世亲友一起喝酒、跳舞。

04. 被水冲走。

05. 举行婚礼。

06. 赤身裸体或赤身骑牛。

07. 剃发。

08. 剃胡须。

09. 陷入泥淖。

10. 被饿鬼、乌鸦或病人围绕。

11. 赤膊挂红色念珠。

12. 妇女笑。

13. 身着红衣。

14. 债主上门。

15. 切肉割皮。

境中的 12 种吉祥预兆

01. 梦见圣贤、神佛、梵天、法铃、佛灯、佛像、讲经、哈达。

02. 身着白衣。

03. 攀登高峰、大树或房屋。

04. 战胜敌人。

05. 熊熊烈火或火堆。

06. 骑乘马、牛渡河。

07. 脱离险境。

08. 身处茫茫大海中。

09. 炒米、鲜花、糌粑。

10. 浑身浴血。

11. 粮食满仓、美酒满杯 乳酪满桶。

12. 人生子、马生驹、羊生羔、牛生犊。

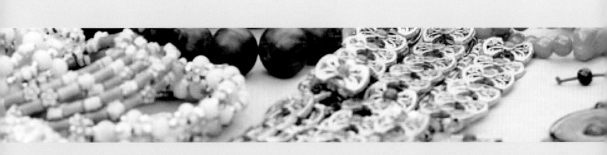

疾病发出的讯息

藏医认为，不只是病患本身的梦境可能代表健康、吉祥或死亡征兆，连医治疾病的医生在治疗患者过程中所遭遇到的各种情境与人事地物都可能与疾病、痊愈或死亡有关。医师若在出诊的过程中遇到喇嘛等修行者代表病人病情乐观；若过程中看见凶器、断绳、听见哀嚎声、看见猫、蛇与大呼小叫的人、或在凶星高照的夜晚出诊……等，则代表病人的病情不乐观。而病患在罹病的过程中，如果出现神色不安、精神委靡不振、突然兴奋、不乐意服药或镜中人影不全，都是疾病无法治愈的恶兆。

疾病将痊愈的 5 种吉兆

01. 听见悦耳的声音。

02. 粮食满仓、美酒满杯、乳酪满桶。

03. 马生驹、羊生羔、牛生犊。

04. 熊熊烈火或火堆。

05. 看见法铃、佛灯、佛像、哈达。

疾病无法痊愈的 5 种凶兆

01. 憎恨医师、药物、上师或亲人。

02. 性情乖戾、喜怒无常、暴怒或容颜衰老。

03. 性情转趋温顺、容光焕发。

04. 身体散发异味或皮肤有潮湿感。

05. 听觉、味觉、嗅觉、视觉逐步丧失；神智不清；九窍出血。

生、老、病、死是人生必经的过程，生命本身会发出一种特殊讯息并释放特殊能量，提醒每个人，在生命的转折处，危机可以避免、苦难可以化解，端看人们是否拥有足够的智慧与清明的心，可以提早辨识出生命所发出的声音与能量。藏医认为，梦境是一个相当重要的观察指标，梦境与罹病后的各种征兆都能成为健康或死亡的预言！

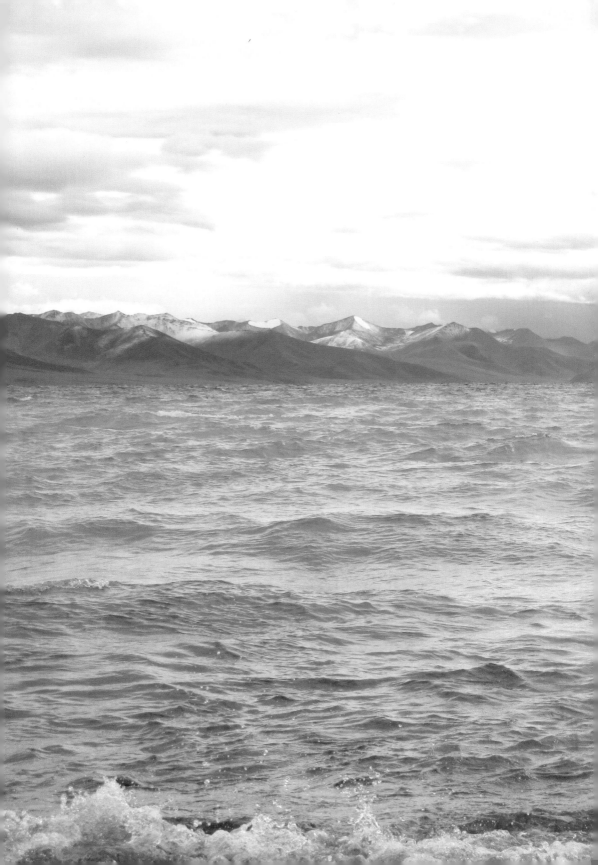

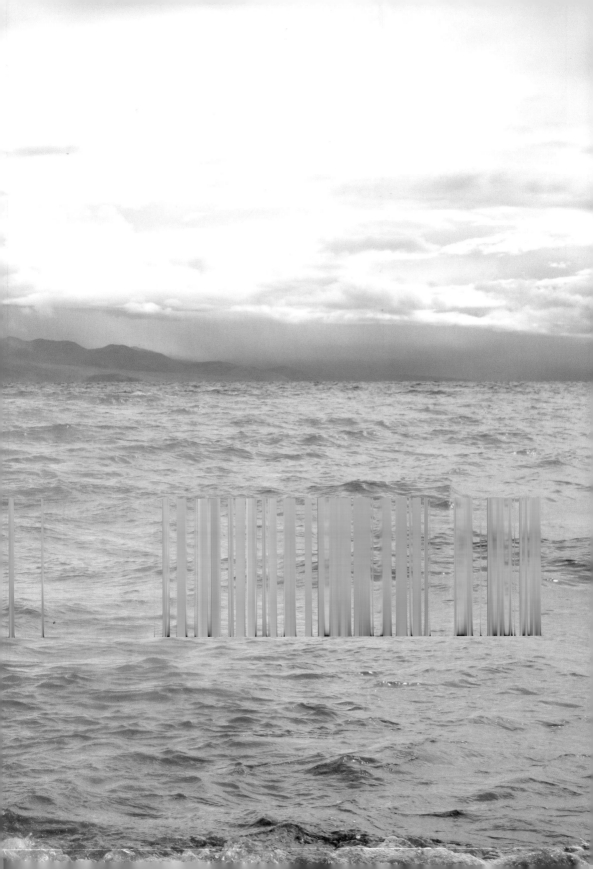

第三篇

西藏的养生之道

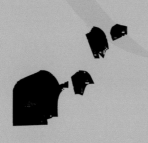

第一章
时令养生法，累积健康长寿的能量

传统上，藏历以两个月为一季，青藏高原特殊的地理环境与气候因素，使一年四季中的冬、夏季较长，春、秋两季较短，一年六季分别为初冬、隆冬、春季、盛夏、季夏与秋季，不同时节必须搭配不同的饮食起居才能达到适切的养生效果。为了达到健康与养生目的，藏人对于饮食种类、食物质量与食材搭配相当讲究，对于居住环境的选择、生活习惯（如两性生活、睡眠习惯）、休闲运动（如健身、瑜珈）等的习惯养成，也相当观重，一言以蔽，就是保健康。

虽然藏人的生活非常简朴，从起居、饮食的调养观念出发，加上宗教信仰养成自律、规范的生活，开始养成落实日常生活的起居、饮食、休闲运动等养生的原则，而让他们健康又长寿。对藏人来说，依季节与时令来调整生活细节，这样的观念也符合藏医的养生哲学，藏医认为，日常生活落实养生观念才是预防疾病与健康长寿的主要关键，依季节与时令养生、从小处着眼才能累积健康与长寿的能量。

藏人的日常养生

藏人相信，良好的生活习惯才是远离疾病最好的良药，因此，对于日常生活中的睡眠习惯、两性生活与时令养生相当重视。

睡眠好，身体好

充足的睡眠才能累积正面的能量，减少隆病的产生，藏人习惯在前一天熬夜后，第二天清晨开始禁食并在白天补充不足的睡眠，此外，如果是年老体衰、体弱多病、过度劳累者，多半养成午睡习惯以补充体力，增强抵抗力。相反地，睡眠过多也不利于健康，如果有睡眠过多的烦恼，可以用禁食或增加性生活频率的方式减少睡眠量。

藏医观点：藏人的助眠方法

有失眠困扰或睡眠品质差者，不妨适量饮用牛奶、肉汤或酒精浓度不高的淡酒，或用芝麻油涂抹脸部。

和谐的性关系，让你延年益寿

藏医认为，情欲是人类诸多欲望中最为高尚的欲望，和谐的两性关系与性生活能使人心情舒畅，身体强健，适度与和谐的两性生活有助于养生，如果能够依照季节变化而调节房事频度，除了能让两性生活更和谐外，更有助于延年益寿。冬季时节为培根积蓄期，发散于春季，此时不妨增加行房次数以减少培根病的发生；夏季则是隆病好发季节，此时反而应该调节并减少行房次数以避免隆病的发生。

藏医观点: 壮阳饮食

藏医认为, 红糖、白糖、蜂蜜、牛乳、酥皮、融酥与肉汤, 最能达到壮阳与增强体力的目的。

藏人的四季养生

对于藏人来说, 一年 365 天并非一成不变, 除了有春、夏、秋、冬四季的变化外, 为因应春、秋两季较短, 夏、冬两季较长的特性, 藏历发展出以两个月为一个单位的一年六季时令—春季、盛夏、夏季、秋季、初冬、隆冬, 每个季节都有不同的养生注意事项。

春季: 多吃辛甘类食物

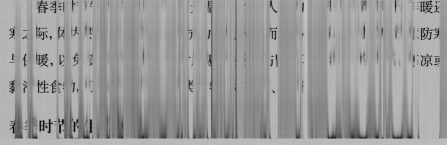

藏历的春季时节为二月至三月, 此时气候逐渐回暖, 由于人体体内热量逐渐散失, 容易引发培根病, 此时宜多运动, 饮食宜多摄取辛、苦、涩味较重的食物, 可多食用肉类、姜汤、青稞、蜂蜜等食材。

春季养生注意事项

早睡早起	春季早晚温差大,空气不流通容易导致头晕、昏沉与疲乏等症状,最好不要因为防寒而将门窗紧闭。
选择温和的运动项目	此时仍应保持适度运动的习惯,宜选择较为温和、节奏舒缓的运动项目,如:慢跑、瑜珈、太极等,这类运动项目能促进血液循环并达到舒活筋骨的效果。
保持心情愉快	春季宜安排户外活动,适度接近大自然,吸收大自然中的天然芬多精,有助排除体内负离子,促进健康。

夏

夏季: 避免辣、咸、酸类食物

青藏高原的夏季包含盛夏与夏季两个季节,约莫从四月至七月,这时降雨量较多,空气较为潮湿,随着温度的上升,人体的能量与体力也容易散失,防暑降温、避免日晒有助养生,这段时间最好摄取甘、甜与清凉食物,避免摄取辣、咸、酸类食物为宜;衣物的选择以轻、薄为主。

盛夏时节的生活起居

藏历的盛夏时节为四月至五月,此时阳光炙烈,人体体内能量容易散失,切忌长时间置身烈日下,可多摄取甘甜或清凉食物,多补充水份或淡酒,少吃辣、酸、咸类食物。

夏季时节的生活起居

藏历的夏季时节为六月至七月,此时空气潮湿、气候炎热,宜补充热性食物,如辣、油、苦、湿类食物，避免日晒。

夏季养生注意事项

预防中暑	除了避免暴晒于烈日下，即使是呆在室内也要注意室内温度的舒适性。一般而言，气温达35~38℃时容易发生中暑或引发心血管疾病等意外，最好让室内温度维持在26~28℃为宜。
午睡	夏日夜晚燥热难眠，相当程度地影响了睡眠品质，白天则容易昏昏欲睡，最好的充电方式就是午睡片刻。午睡过程中让人体的呼吸与代谢速度变得缓慢，此时体温下降、耗氧量减少，血压容易维持在平稳状态，除了达到补充睡眠的效果，还能增加抵抗力。午睡时间不宜过长，约30~60分钟既可。

秋 秋季：最适合怡情养性的季节

秋季气温转凉，早晚温差变大，此时要留意衣物的增减。这个季节也是呼吸道疾病、心血管疾病与过敏性疾病的高发季节，最好多摄取苦、涩、甜味食物。

秋季时节的生活起居

藏历的秋季时节为八月至九月，为一年之中最适合怡情养性的季节，也是赤巴病容易肆虐的时节，此时可多摄取苦、涩、甜味较重的食物，用檀香、冰片薰衣或薰香能达到舒缓情绪的效果。

秋季养生注意事项

避免激烈运动	这个季节最好保持心绪的稳定，不过份激动或压抑，有助预防心血管疾病；避免做过于激烈的运动以减轻心脏的负担。
避免摄取过多盐份	低钠饮食为预防心血管疾病的重要摄食原则，最好每日盐分摄取量不超过5克。

冬季: 提高你的免疫力

　　青藏高原的冬季包括初冬与隆冬两个季节，约从十月至隔年一月。冬季时节人体的汗腺与毛细孔呈封闭状态，此时体内的热量会逐步累积，胃火旺盛，新陈代谢的速率也越来越快，不少动物此时会以冬眠方式减少热量的消耗，而人类则必须摄取大量食物与热量才能维持体力，这个时期，调节免疫力并想办法提高身体抵抗力有其必要性。藏人在冬季时节会摄取肉汤、酥油与乳制品等高热量食物，选择甘、酸、咸味为主的食材。

初冬时节的生活起居

　　藏历的初冬时节为7月到11月，此时气候严寒，需大量进食以补充热量，需注意御寒与保暖，多晒太阳，或者适时的热敷以驱寒；此时需补充高热量或高油脂食品为乳制品、酥油与肉汤，或者可以尝试用芝麻油涂抹全身以达到御寒的效果；可摄取盐酸类为主的食物。

隆冬时节的生活起居

藏历的隆冬时节为十二月至隔年一月,此时气候最为严寒,可比照初冬时节的饮食与起居,但更需多补充油脂类食物并更加留意身体的保暖。

冬季养生注意事项

多喝水	冬季时空气干燥,虽然排尿量相对减少,但不代表饮水量也可以相对减少。此时体内器官各细胞与大脑仍需要水分的滋润,维持正常代谢,因此,建议喝水量为 2000～3000 c.c.。
适量运动	冬季气候严寒,不容易出汗,虽然保暖很重要,但也不需要长时间躲在室内或穿着过于厚重的衣物;适度运动如慢跑、瑜珈、打球等能让身体排汗,有助新陈代谢。
睡眠充足	充足的睡眠有助于体力的恢复,早睡早起有助于养气、固精,体力与精气维持在正常状态才不致于受疾病侵扰。
室内空气流通	为了躲避风寒,一般人习惯在冬季紧闭门窗,此一做法容易导致室内空气污浊,最好适时开窗或开门以净化室内空气。
保护足部	双脚有许多重要穴位,最好保持干燥,可在温热水中加入盐、红花,以达化瘀活血、消炎止痒的功效;适度按摩与刺激足部穴位则能促进血液循环。

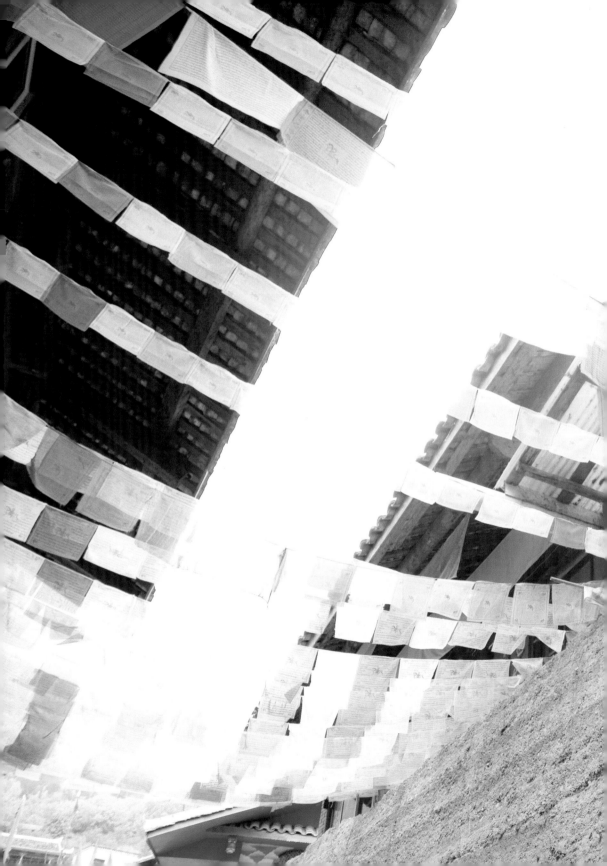

第二章 饮食按属性搭配，养生功效加倍

　　藏人认为，食物大致分为四种属性——轻、重、干、湿，他们强调食物的搭配性，以避免引发毒性危害身体健康，如：奶类和柳橙类不能同时食用；奶类会让肉类在肠胃中腐败，不宜同时食用；甜的水果不宜与酸性水果同时食用；鱼类和蛋类食物不宜同时食用……等。

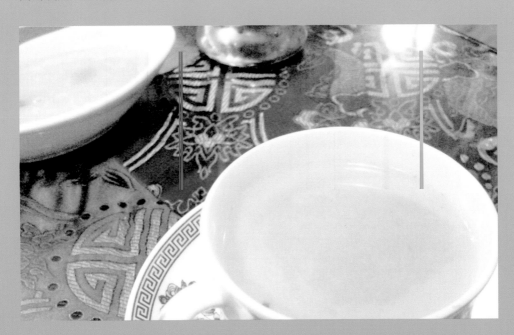

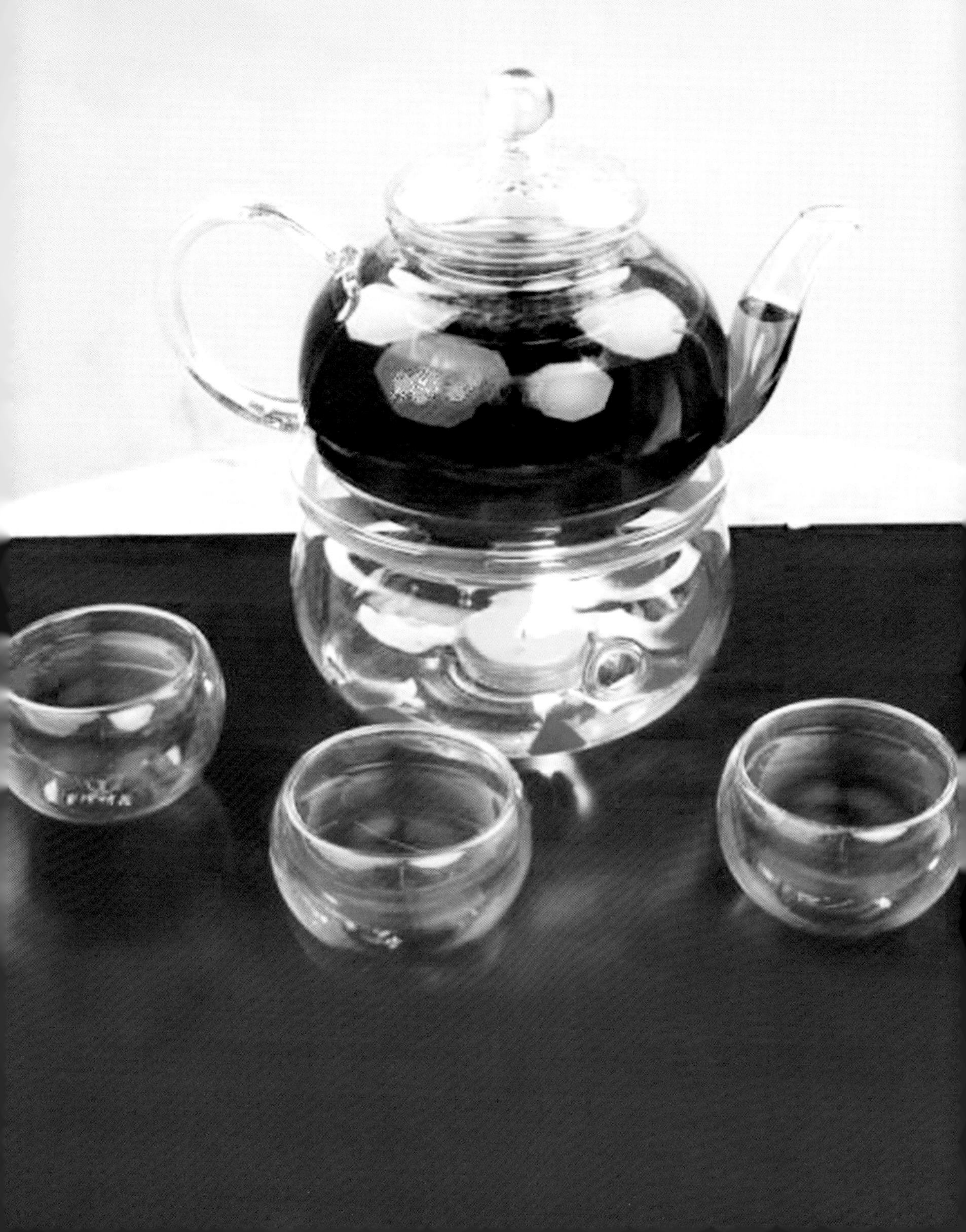

最适合现代人的养生圣品——藏茶
（照片提供/藏茶传香）

《四部医典》中的饮食宜忌

藏人重视饮食养生,对于各类食材的属性与功效掌握得宜,而对于各类食材的搭配也相当讲究,《四部医典》中提及食材之间的搭配禁忌,直接影响健康与寿命,不当的食材搭配可能导致人体三因紊乱,甚至可能中毒!

禁忌01	融化的酥油不宜与冷水共饮。
禁忌02	牛奶与酸奶不宜共饮。
禁忌03	鲜肉、酸奶、糌粑与酥油不宜放置於同一容器中。
禁忌04	新鲜酥油盛装于铜制容器中不宜超过十天。
禁忌05	尚未调制好的酸奶不宜与新鲜青稞酒共饮。
禁忌06	酸奶与鸡肉不宜共食。
禁忌07	蜂蜜与菜油不宜共食。
禁忌08	奶类与鱼类食物不宜共食
禁忌09	鸡蛋与鱼肉食物不宜共食。
禁忌10	酸奶、红糖与熟豌豆不宜共食。

西藏饮食中的养生食材

1. 粮食类

稻米	藏医理论认为，稻米性凉且轻，可增强阳气、止泻、止吐，稻米还能平衡三种生命能量，有助消化。最好食用较不精致的糙米，营养价值较高。
燕麦	含丰富纤维质与蛋白质，有助降低体内胆固醇、增强免疫力，并能有效降低罹患糖尿病的几率。
大麦	味甘，性凉而轻疏，可催生下胎，含有丰富的矿物质—镁、铜、磷、硒等，并含丰富烟碱酸，可有效降低体内胆固醇含量。
小麦	可治疗隆病与赤巴病，可用来滋养身体。
小米	性重且凉，可用来滋养身体，对于骨骼方面的疾病治疗也有相当的助益。
青稞	味甘，性重且凉，可用来疏通肠道，并可增强体力，也是藏人主要的粮食作物，用青稞制成的糌粑则是藏人的主食。
豆类	包括红豆、白豆、芝麻、胡麻、豌豆、印度白豆……等，其中，豌豆性凉、味涩且干，能活血化瘀，有助于治疗热病与腹泻等病症；红豆性凉且燥，可用于祛风、补增益气，还可治疗隆病与培根病；印度白豆性凉、轻燥，可用来治疗痔疮、多痰症与呼吸困难等疾症。

2．油脂类

芝麻油	芝麻性重且温，可用来增强阳气，治疗隆病，藏人惯用芝麻油做为烹煮或按摩、防寒用油脂，芝麻油含有约 50% 的单元不饱和脂肪酸与约 40% 的 Omega-3 成分，能有效抑制癌细胞生成，并能缓解压力、治疗胃寒、头晕和便秘等症状，还能让体内的隆维持平衡。
酥油	酥油性凉，具有提神醒脑、润泽皮肤与增强记忆的效果，可增强阳气、补充体力，能有效治疗咳嗽、肺病、痔疮与赤巴病。
酸奶	酸奶具有安神、开胃、增强体力的功效。

3．液体类

牦牛奶	牦牛奶性温热，可治疗隆病。由于牦牛能适应青藏高原严苛的生存环境，成为藏人生活上的好帮手，而新鲜的牦牛奶也成为藏人每天饮用的营养补给品，牦牛身份体现藏族文化，藏人喝茶要加牦牛奶制成的酥油，各寺院照明用的油灯，需要使用酥油，牦牛粪可用来点火，牛骨则可制成扣子。对藏人来说，牦牛不仅是运输工具，也是食物营养来源，更是生财工具。
酥油茶	酥油是从牛、羊奶中提炼而来，但约酥油茶味中带咸，热量高，非常适合居住于青藏高原高海拔环境下的藏人饮用。制作酥油茶时需先将茶叶或茶砖用水熬成浓汁，再把茶水倒入酥油茶桶内，放入酥油和盐，上下来回打几十下，油茶融合后倒进锅里加热即为酥油茶。
酒	酒性热、燥，可治疗隆病与培根病，增加热量，有助于强化体质，且有助于睡眠。藏人常饮用的酒类包括青稞酒、大麦酒、米酒、炒青稞酒……等。
水	藏医认为，饮用水的水源一定要清洁，以受过风吹日晒、日月星辰照耀的活水为首选，如：雨水、雪水。雨水轻凉，不伤胃及咽喉，可用于滋养精气；雪水则能降胃火。

4. 蔬果类

葱	可用来祛寒、祛风。
蒜	可用来消积止泻并能用于解毒。
姜	性温热,可治疗隆病。
花椒	能疏通脉门。
藏茴	性温而味辛,可用来祛风、健胃、治疗隆病、提振食欲。
萝卜	性温、微苦,有助于镇咳祛痰,增生胃阳。
水果	藏医观点认为水果具有排毒作用,最好于早上食用,水果又分酸性与碱性,最好先吃碱性水果,如:柠檬、葡萄柚等,如此可维持体内血液酸碱值平衡。藏人由于生活环境与地理因素的影响,较少摄取蔬菜,蔬菜多半做为佐料之用,而非主食。

5. 肉类

鸡肉	可治疗疮伤、增生精液。
马肉、驴肉与骡肉	可化脓、祛风,并有助于治疗寒症。
兔肉	可止泻、预防心血管疾病与高血压,能有效预防胃部疾病与隆病的发生。
鱼肉	性温味甘,有开胃与明目效果,还能治疗胃病与培根病。
牦牛肉	性温热,可治疗寒症。
山羊肉	性凉且重,可治疗梅毒、食物中毒等病症。
绵羊肉	温润且有助消化,能治疗隆病与培根病,但老人与孩童少吃为宜。

P.S. 青藏高原的牛与羊群食用有机与天然食物,体内不含杀虫剂、抗生素等有害物质,因此可尽量减低对人体的危害;现代人所吃的肉类食品,则因大多都注射抗生素、增生剂……等,家畜、家禽食用的也大多非有机饲料,因此,吃太多肉类反而对身体有不良影响。

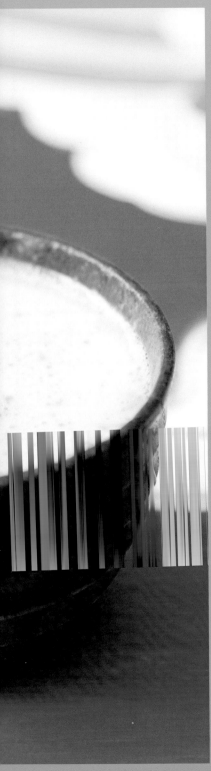

藏茶—最适合现代人的养生圣品

藏茶是近三百万藏人的主要生活饮品，又称为"藏人的民生之茶"，是目前全世界唯一与生命紧密结合的古茶，从藏族谚语"旦夕不可暂缺"一词中可见藏茶的重要性。从古至今，按历史时期和各地风俗之不同，藏茶又可称为大茶、马茶、乌茶、黑茶、粗茶、南路边茶、砖茶、条茶、紧压茶、团茶、边茶等，主要采摘自海拔1000米以上高山，属于特殊工艺精制而成的全发酵茶。

藏茶是预防肿瘤的最佳饮品。居住在青藏高原的藏人身处高寒缺氧、果蔬匮乏、强烈辐射的环境下，但他们的体格普遍健壮且能适应各种异常的生存环境，这与他们每日都饮用 有关。藏族有"一日无茶，一顿饭三日无茶，不可一日无茶"之说，藏人均年消费量是800 克茶，部区域甚至达到5000克，可见藏茶的普及性与饮用程度。

现代人活动量减少，高糖、热量饮食增加，随之而来的代谢性疾病也慢慢增多。如果常喝藏茶，可以解决大部份的"都市文明病"。

喝藏茶不但不会影响睡眠，反而还能让人更健康。美国史丹佛大学教授研究藏茶后发现，藏茶是最好的胃动力助动饮料，每天喝2杯藏茶能很快恢复胃动力、肠动力，有助消化系统的运作。藏茶中也含有丰富的茶多糖，能有效降低血脂、预防动脉硬化。此外,藏茶中含大量的茶多酚,具有显着的抗氧化特性,可以延缓人体老化,特别的是,藏茶除了饮用之外,还有收藏、增值与观赏价值。

制作周期最长、功序最繁杂的茶类

藏茶的加工需要经过 32 个以上的工艺程序,主要包含"成熟鲜叶杀青——揉捻——渥堆发酵——干燥——压型"等工序。与其他茶类最大不同之处在于,藏茶持续发酵的时间较长,发酵期间需经过控温、控湿等复杂工艺,透过微生物降解、氧化聚合等多种理化因素,使茶中的刺激性物质消失、纯化,使有机物质得以保存下来。

藏茶的特点:红、浓、陈、醇

品赏藏茶有四绝:红、浓、陈、醇。"红"指茶汤色透红,鲜活可爱;"浓"指茶味道地、沉稳,饮用时爽口醑畅;"陈"指陈香味(基本香型的韵调是沉香味),保存时间越久的老茶,陈香味越浓厚;"醇"指入口不涩不苦、滑润甘甜、滋味醇厚,齿颊生香。

藏茶的香气,反映出品茗者的身体状况

有喝茶习惯的人大概会知道,品茶时,会先把茶水倒入一种长型"闻香杯",再倒进喝茶专用的杯子,接着嗅闻香杯里的香气。喝藏茶的时候,一样可以透过此种方式来品味茶香,但特别的是,品用藏茶香气时,等于也在了解品茗者个人的身体状况。这是因为,藏茶具有一种特殊的能量而会"走气",当手和杯子接触时,和藏茶之间便产生交流,互相作用之下所产生出来的香气会因个人身体状况而有所不同。当身体越健康时,闻到的香气就越浓,反之香气越淡。

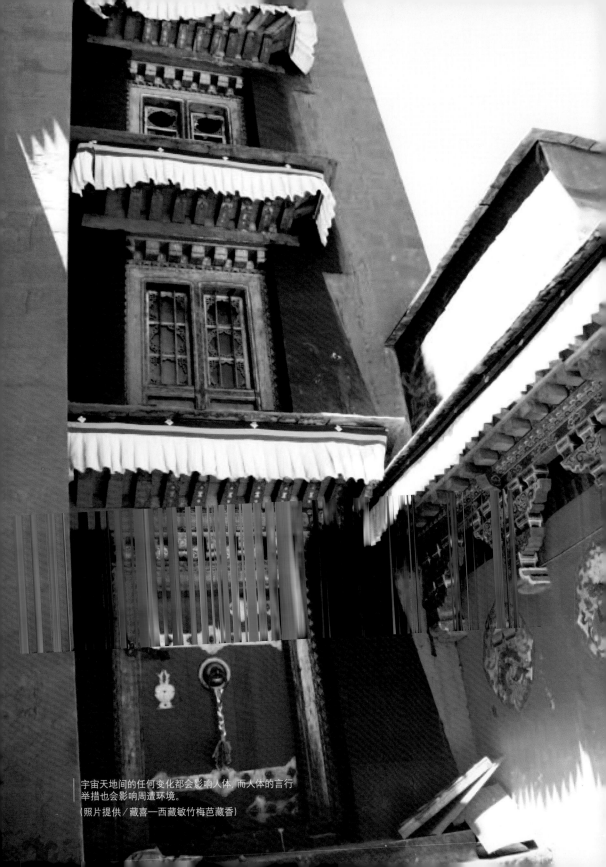

宇宙天地间的任何变化都会影响人体, 而人体的言行
举措也会影响周遭环境。
（照片提供／藏喜—西藏敏竹梅芭藏香）

藏茶对健康的功效

现代医学研究证实：透过特殊工艺持久发酵制作而成的藏茶包含近 500 种对人体有益的有机化合物，约 700 种香气化合物，无机物含量也相当丰富，包括磷、钾、镁、硒等 15 种以上的矿物质，因此具有以下多种功效：

1. 抗氧化。

2. 降低三高 (高血压、高血糖、高血脂)。

3. 抗辐射、抗突变、抗病毒、抗自由基。

4. 调理胃肠、改善代谢。

5. 解毒。

6. 优化水质。

7. 全方位补充微量元素和维生素。

8. 降低体内压力、缓解精神高度紧张。

9. 调整代谢性疾病。

10. 预防和消除肥胖症。

11. 利咽喉、通宿便。

12. 增加血红蛋白载氧量。

藏茶是最天然的防晒品

在非洲、赤道附近，由于辐射强烈，皮肤癌成为黑人的最大天敌。科学研究显示，西藏拉萨的辐射量是北京的五十倍以上，但奇怪的是，整个青藏高原的皮肤癌患者却远低于低海拔地区的人群。究其原因，长期饮用藏茶发挥了关键性作用。原

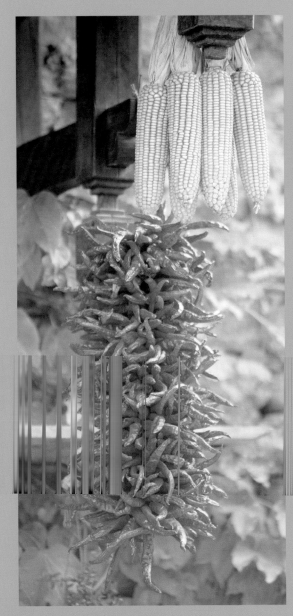

来,藏茶中含有丰富的茶多糖,有明显的抗放射伤害、保护造血功能的作用;动物实验中也发现,小白鼠通过 γ 射线照射后,服用茶多糖可以保持血色素平稳,红血球下降幅度减少,血小板的变化也趋于正常。

随着科技发展,人们接触电磁辐射的机会、时间都逐渐增加,多喝藏茶可以预防长时间、低剂量辐射对人体所造成的伤害。登山运动员遭受辐射最为强烈,皮肤容易灼伤,攀登珠峰的运动员发现,最好的防护方法是将藏茶与酥油调和在一起,并涂抹在脸上、双手等肌肤裸露之处。

藏茶中的香气也有养生功效

藏茶中的香气成分有许多效果,如镇静、镇痛、安眠、抗菌消炎、杀病毒、除臭等。饮用藏茶时,茶的香气成分经过口、鼻进入体内,使人有爽快、清新的感觉。人体试验发现:藏茶的香气成分被吸入体内后会作用于中枢

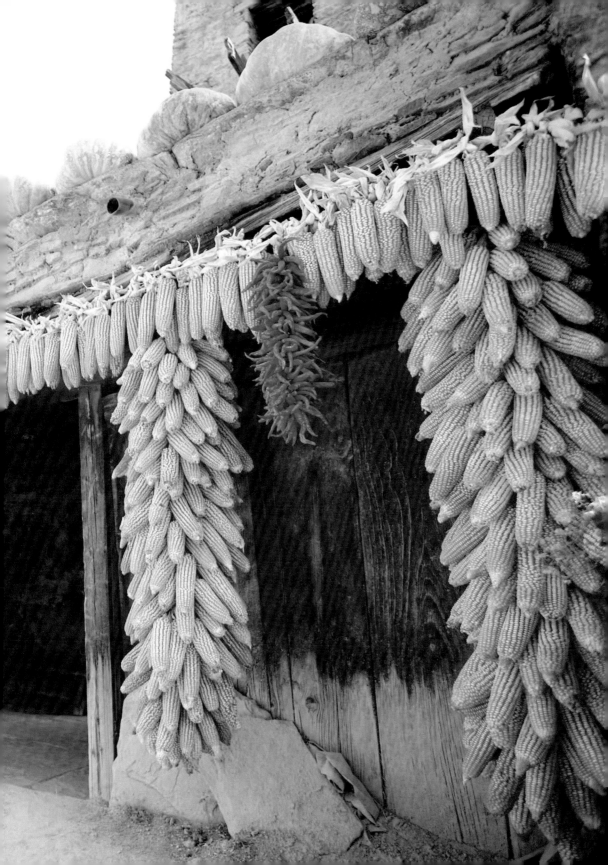

神经系统，引起脑波变化，神经元之间的传导和亲和性也会发生变化，就连血压也会产生变化，藏茶中的不同成分会引起大脑的不同反应，兴奋、镇静作用相互协调下，便能全面调节人体机能。

藏茶的极大包容性

藏茶几乎可以包容各种调味品，如香料、咖啡、巧克力、蜂蜜、水果等，如果和其他饮品搭配饮用，就能感受到层次多变的藏茶口感，也会被它有容乃大的无限魅力所吸引。藏茶除了具有保持本色、品质不变外，还能将添加物的特性展露到极致；相反地，如果使用非天然化学合成物搭配藏茶，也会立刻发现当中的"化合味"。

让你更健康的饮食习惯

吃饭只吃五分饱

最好相信自己的本能调节饮食，不要吃得太饱⋯⋯⋯⋯⋯⋯⋯⋯⋯⋯⋯⋯⋯⋯⋯⋯⋯⋯⋯⋯⋯⋯⋯⋯⋯⋯⋯饱⋯食物与清毒性的一半，四⋯⋯⋯⋯⋯⋯⋯化之用。

多喝水

早晨起床后的第一件事就是喝水，最好饮用温水，20至30分钟后排便，并应养成每日喝水与排便的习惯。

饮用蜂蜜来减重或增重

想要减重的人可以多吃蔬菜水果，也可以将蜂蜜加入温水中饮用；想增重的人则可以将蜂蜜加入热牛奶中饮用。

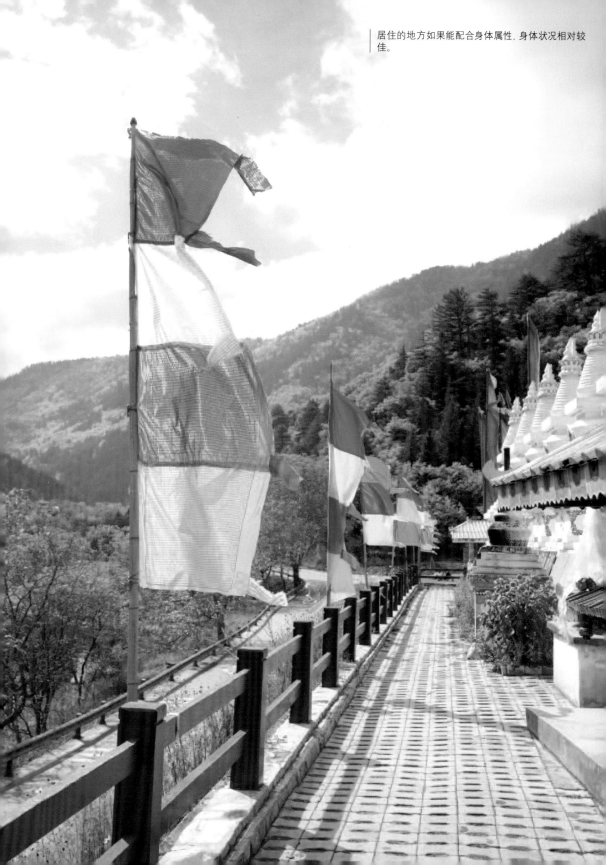

居住的地方如果能配合身体属性，身体状况相对较佳。

第三章 创造有利的生活环境涵养身体

  青藏高原孤高旷野，遥望天地，北风呼呼地吹着，阳光如巨盘般地在头顶照耀，空气纯净自然，而天空是无比地高远辽阔、澄澈湛蓝，水是无比地纯净清澈，身处于如此高远宁谧之处，心也会跟着开朗了起来，不过，高原的空气中的含氧量会随着高度不断降低，高原环境也会随着海拔高度的上升，而导致气候干冷、风速大、阳光辐射强、紫外线照射量大。虽然在这样的高原地生活会对人体健康产生不利影响，但是，藏人世世代代都生活在这样的环境中，因此也发展出能适应如此环境的生活能力。

与环境互动，改善你的生活条件

  因为高原地低氧、低压的环境特色，居住环境与身体健康就成为藏人生活中最为重视的一环。医学专家研究，高原气候环境虽然对人体健康有不利影响，但因为藏人懂得如何改善生活条件，并懂得调整生活居住环境，因此，近年来平均寿命不断提高，并被归类为仅次于中国新疆地区居民的长寿人口，而这样的结果主要还是因为他们对自己所处的环境有正确的认识，而且懂得以科学方法及正确养生健身法来调整生活方式，使身体更能适应高原气候环境所致。

  生活环境的好坏与健康是息息相关的，因此，在健康的考量上，居住环境的选择相对重要，人体健康及寿命长短其实会依生活地域的不同、气候环境的改变而有所差别。由龙树所著西藏最早的一本养生书《佛说养生经》中，对于自然环境与健康长寿的观点是："自然界的土、水、气等元素甘醇美味，所形成的食物则能涵养人体。"

此外，龙树提到："人为一个小宇宙，宇宙间的一切都会在人体上反映出来。因此，宇宙天地间的任何变化也都会影响人体，而人体的所有言行举动也会影响周围环境。"由此可知，生活环境中天地变化与身体健康息息相关，因此，在选择居住环境上，应当留意空气的干湿度、居住空间的明暗度及附近环境的舒适度，这些环节与人体的阴阳调和也有关系，换句话说，生活环境与人体的生理变化息息相关。

想创造对的环境，先了解人体三大系统

藏医将人体组成因素分为隆（气）、赤巴（胆）、培根（黏液）等三种类型，也可以称为"人体三大系统"，"隆"在中医来说就是气或风，而"赤巴"就是火，代表的是人体的热力，也就是体温；"培根"就是土、水，主管着人体体液的流动、血气运行及营养补充等。事实上，藏医的说法与佛家的"四因说"相近，佛家认为：人是由风、火、水、土所聚成，风就是呼吸吐纳；火是体温，水、土就是聚成肌肉、骨骼的主要物质。《四部医典·论述部》提及"隆"、"赤巴"、"培根"三者在人体中的运作模式："摄入饮食首先由拌搅，培根磨碎和腐熟，其后赤巴消化并分解，最后平火隆来分清浊。"说明了吃进人体的东西是先由体液流动、血气运行来使食物磨碎和腐熟，经过胃消化分解后补充身体的营养。其中"隆"、"赤巴"、"培根"三者息息相关，因为风推动着火的流动，而火又促进土与水的融合运行，以藏医的观点来说就是"隆"推动"赤巴"流动、"赤巴"推动"培根"融合运行，三者互相依存，因此在培根（黏液）中也含有赤巴

（胆），赤巴（胆）中也含有培根（黏液），两者间存在着矛盾的调和性，相当特殊。

藏医所说的三大系统（三因说）与疾病有什么关系？《四部医典》中提及："一切众生虽然安乐地生活着，但由于无明之故，也始终无法与疾病分离。特别是由无明而产生的贪欲、嗔怒、痴愚三毒，使隆（气）、赤巴（胆）、培根（黏液）失调而产生三种灾害。"藏医观点一向认为，疾病与心理有非常大的相关性，因为三因代表着身体的三大系统，所以当有外因而使三者无法协调并导致紊乱状态时，就会产生各类疾病。

一般来说，当赤巴（胆）失调紊乱的时候，体内就会感受到一种灼热的痛苦；培根（黏液）发生紊乱的时候，人体的体温就会开始下降而感到寒冷，因此，因过寒所引起的疾病都是因为培根（黏液）不协调所致；而隆（气）的状况比较特别，因为兼具赤巴（胆）与培根（黏液）特性，当体内赤巴（胆）增加或当培根（黏液）上升时，隆也会牵扯其中，可见它的特性是善变的，一旦隆（气）不顺，就会使身体发生寒热紊乱，隆（气）调理好，赤巴（胆）与培根（黏液）自然就能调和，也不会产生疾病，因为隆（气）的角色至为关键，因此，他称为"身体的总司令"，能够令身体协调，一旦无法协调身体运作时，就可能引起各类疾病。

藏医对于健康三能量的

隆（风）能量	隆若失衡便会引起血管系统方面的疾病，隆与神经系统主宰身体机能，引导呼吸并主掌五种感觉器官，能平衡赤巴与培根能量，让血液与淋巴在体内顺利流动。压力上升会导致隆能量的增加，容易引发精神异常的问题。
赤巴（火）能量	赤巴与人体新陈代谢有关，人体内分泌系统与消化作用所释放的营养成分与能量和赤巴息息相关，赤巴能量失衡容易引发肝脏、胆囊与肠道疾病。
培根（水）能量	培根与人体器官、骨骼及肌肉的代谢有关，培根能量失衡容易引发糖尿病、水肿与记忆方面的问题。

藏医对三种体质的描述

隆型体质	隆型体质者多半较瘦、体质偏寒，容易焦虑并常有失眠问题；心智敏捷、个性好强、善争辩。若身体能量失衡，容易产生睡眠障碍，消化系统也容易受影响。
赤巴型体质	赤巴型体质者多半丰腴有肉，胃口佳，因为容易流汗可能带有较重的体味；理解力强、口才雄辩但容易生闷气。若身体能量失衡，容易产生肝脏、胆囊与肠道疾病，或者有程度不一的皮肤问题。
培根型体质	培根型体质者多半高大，体温较低、身体较凉；忍耐力强、个性内向害羞，重视睡眠。若身体能量失衡，容易产生消化道方面的疾病。

有益健康的居住环境

难以捉摸的隆（风）型人

三因关系的改变与居住环境的寒热互为关联，藏医最早的文献《月王药诊》对于气候环境与人体的影响有所说明：气候不同、生活习惯的不同，导致的病症也不尽相同，因此，居住的地方如果能配合身体属性，身体状况也会变得比较好。身体体质较寒的人不适宜住在过冷及多风的地方，否则容易罹患隆（风）病。

隆（风）型的人个性比较急躁，属于急性子型，这种人动作灵敏，但因性子急所以性情也较变化多端，令人感到难以捉摸。

一般而言，隆（风）型的人身材较为瘦弱，体质因油脂不够而为寒冷性质，如果处在比较寒冷的环境，引发隆（风）病的几率较高，而造成隆（风）病的原因与饮食起居失调有关，这类人喜好的食物多属味道苦、涩，属性轻且粗粝，若是经常在空腹时劳动过度或过度疲劳，精神上压抑而无法放松，长期缺乏营养时就容易诱发隆病，也由于起居饮食失调影响身体运转而引发骨节疼痛、全身疼痛等不适应症，甚至因为精神压抑、烦躁不安而导致五官感觉失灵的现象。

隆（风）病是由营养失调所引起，饥饿时症状也会加重，如果适时吃些油脂、补充营养后症状即会减轻，居住地的选择上也应尽量避免于多风之处，以免受凉感冒。

聪明外放的赤巴（火）型人

赤巴（火）型人因属火型，面色常带红润，但容易感到口渴或饥饿，个性上属于骄傲型，表现于外则较聪明、有智慧也较有胆量。

赤巴型人体质较为火热，应避免居住于燥热之处，若居住于燥热之处比较容易引发赤巴病的发生。这类型的人在饮食上喜欢热食或偏咸、偏酸的食物，因体质较为燥热，如果饮食不洁便容易引起消化不良等症状，脾气也会因此变得无法掌握而容易生气、暴躁不安，甚至因而影响到胆、脏腑及全身器官，也因此容易引发头痛、发烧、嘴巴酸苦、胸背疼痛等不适应症状，这时吃些寒性食物病情就会减轻，宜避免居住在过于炎热的环境中。

稳重自信的培根（水）型人

培根型人因同时具有"水"与"土"的特质，所以身材较为魁梧，肤色较隆型及赤巴型人白润，性情温和，喜好恬静的环境，举止较稳重，凡事有定见而看来胸有成竹。

培根型人具有"水"与"土"型特性，不适合住在潮湿的地方。培根主要为运化食物及调节体内血、水的流动，脾、胃、膀胱都由它所掌管，能调节、消化及促进水分代谢，影响人体的体重与性情温、躁，培根型人如果过量摄食味道较苦或甜度较高的食物，而这些食物又属性凉、油腻时，就容易导致消化不良，最好平日多活动、避免住在潮湿之处。

现代气候与保健学研究发现，青藏高原虽然属于高寒地区，但在 2000~3000米左右的区域，因当地环境多为山林地，气温变化不大，温度冷暖适中，尤其有大片林地，所以云雨多、植被较好、空气清新，利于避暑。尤其山区有许多湖泊、瀑布，甚至有喷泉、温泉等天然景观，开发较少而污染度低，大气洁净度高，因此空气充满许多促进新陈代谢、强健神经系统的负离子，这些负离子具有提高免疫力的功效，对于身体健康有很好的助益。由此可以看出，藏人对选择居住地自有一套健康与养生逻辑，如果一般人也能仿效藏人慎选居住地的精神，对健康也会产生正面的助益。

第四章　融合宗教的生活习惯养生法

有人认为,青藏高原这类苦寒之地不适合养生,但也许正因为青藏雪域特殊的地理与气候环境,让藏人更注重养生,也因此造就西藏特殊的养生文化,同时存在世界上最高寿的人—藏密高僧,许多藏密高僧的寿命超过 100 岁,寿命最长者甚至达140 余岁。国际健康学者研究,藏密高僧长寿的主要原因有三:

1. 规律的生活习惯:远离都市污染,吃无污染的食物,少服成药。
2. 藏密修持法:一般认为,藏密高僧长期浸泡在养生气功的修持上,加上本身非常重视宗教仪轨,终能内外兼具的养生法,因此较为长寿。
3. 信仰产生力量:藏传佛教及其戒律对藏密高僧乃一般藏人起了相当大的养生作用,因为信仰而使藏人的内心产生主宰力量,能平静地面对生活与人生中各种起伏,对养生而言具有正面而积极的效果。

藏传佛教的灵性修持养生法

佛教分为"三乘"——小乘、大乘、密乘;"二门"——显门(显教)、密门(密宗)。大、小乘与显门的养生修炼法有:禅定、绝欲、劳动、念佛、吃斋等;密乘和密宗的养生修炼法有:长寿本尊法、延寿咒语、结手印及气、脉、轮、明点修持法、修数息、

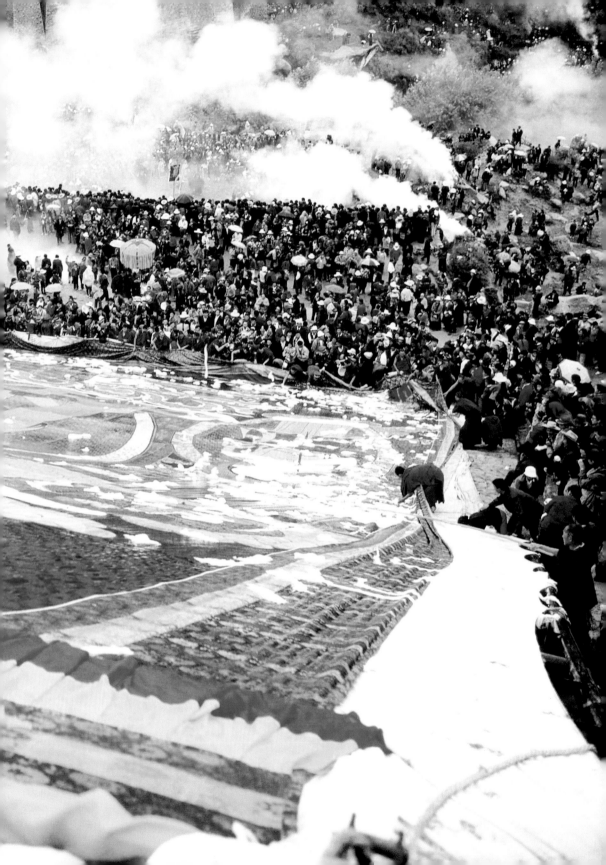

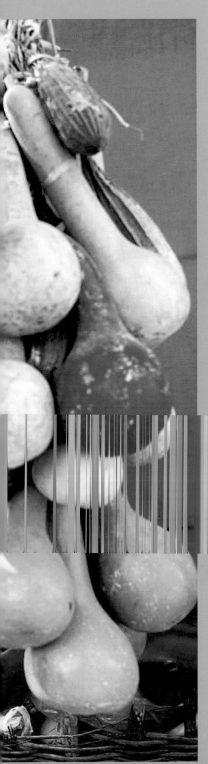

瓶息、观想补养、大礼拜、圣字功、金刚法及六成就中的拙火、幻身、梦观等。

在古老西藏的医疗体系中，密宗的灵性修持、生命能量的平衡与健康的身体三者密不可分，藏人认为，唯有内在心灵的升华与平衡，才能获得身、心、灵的平静与均衡，而探索内心世界、静坐、瑜珈则是强化身心健康与长寿的秘诀。

灵性修持的重点在于脱离我执、放下我执。公元1997年，神经学家拉玛钱德朗 (V.S. Ramachandran) 指出，宗教界所谓的"天人合一"境界发生的原因，主要是大脑颞叶受每秒四十周期频率的脑波所引动，而过着灵性修持与习惯内省的人启动这类频率的几率高于一般人。

静坐

藏传佛教的静坐内容主指"止"(Shamata) 和"观"(Vipasana)，前者透过呼吸而心灵平静，后者则是让心灵释放出光明、清新的意识。习于静坐的人容易找回心灵的宁静，透过静坐过程还能释放生活中的各种压力。藏传佛教认为，人的自我根本不存在，但因为我执的作祟，内心永远充满焦虑与恐惧，事实上，所有的实相皆是无常，真正的安全感来自无垢的心，也就是与生俱来的佛性，而静坐是通往佛性的道路，能让自我意识消失于无形，脱离轮回之苦。

静坐的目的是要降低心理的活动，解构"我执"，让自己感受到内在空间，向内观照与省思，不要受到外界事物的影响。藏传佛教认为，现代人的压力主要来源于思想、竞争与自私，唯有爱与归属感才能让人释放心中无名的压力，而静坐能释放各种无名的压力，使人放松，甚至还能强化免疫系统、降低心理压力、控制高血压、缓解经前症候群。

英国卫报的一篇报导指出，冥想静坐有助长寿，研究发现，轻度高血压的老人患者若练习冥想、静坐，可以降低 23% 的死亡率，由此可见，减缓压力有助于降低死亡率，能调节心理与生理变化，达到延年益寿的效果。

静坐姿势的七项要领（七支坐）

1. 双腿盘坐成金刚式：藉以平衡能量，保持警觉性。

2. 双手结禅定印：左、右手掌掌心朝上，右手掌置于左手掌上，两拇指轻触。

3. 身体打直呈直线：切勿弯腰驼背，身体放松但背脊挺直。

4. 张开双眼：视线保持向下 45 度角。

5. 舌尖轻抵上颚：不要频繁吞咽口水，否则可能干扰静坐。

6. 收下颚，肩膀打直：肩膀放松、打直可展现自信的能量。

7. 放下：让心灵放松，可渐次想像瀑布、湍急水流、和缓水流汇流至大海。

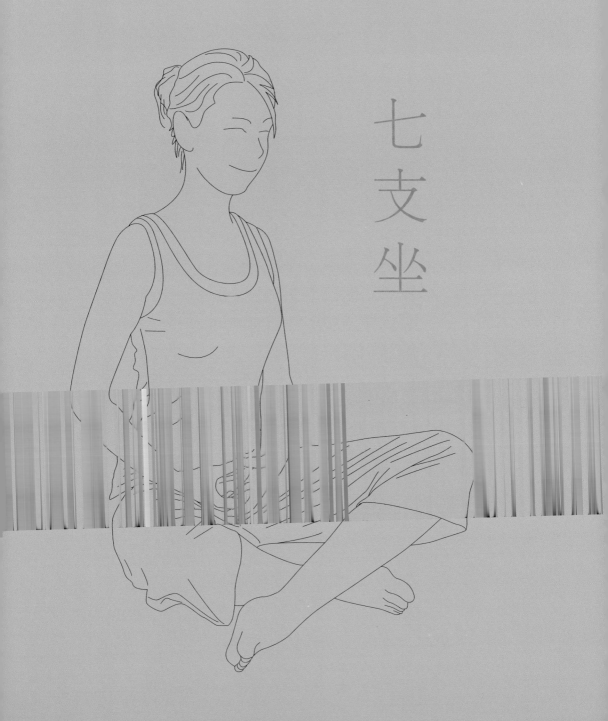

七支坐

禅定

禅定能达到"止"的状态，使人身心轻快、恬适，还能祛病、治病，增强心的自主性、控制个人情绪、涵养道德；禅定的心法是三调——调身、调心与调息；禅定的信条是"戒行"，修定者必须遵行宗教、道德信条，不行损他利己之事。

延寿咒

密宗认为，持诵箴言是较好的入定法，箴言多以空、不生、成就誓愿为本，反复念诵能起自我暗示的作用，使人入定，而延寿咒是密宗"三密"之一，修炼时要观无量寿佛。密宗咒语在念诵时只须注重音声，不必深究其义，只要坚定信念地专心念诵，即可达到目的。箴言如"唵、阿、吽"等，持诵时有打通经络、激发内气的特殊作用。

密宗咒语共有108种箴言，以 3、7 或108的倍数 诵。密宗的10种持咒方法为：(1) 莲花念诵；(2) 金刚念诵；(3) 唇吻念诵；(4) 光明念诵；(5) 随息念诵；(6) 声生念诵；(7) 真实念诵；(8) 心意念诵；(9) 计数念诵；(10) 三摩地念诵。

结手印

手印就是双手所做的各种姿势，一般以左手表示禅定，右手表示"方便"之意，右手五指从小指至大拇指依次表示菩萨道"十度"中的施、戒、忍、进、定五度；左手小指至大拇指依次表示智、力、愿、方便、慧五度，而五指从小指至大拇指依次代表"地、水、火、风、空"（五大）。常见的手印有380种，涵义和作用各不相同。手印符合中医经络、阴阳、五行相生相克原理，有助于气血的交流与抗衡，有助调动内气。

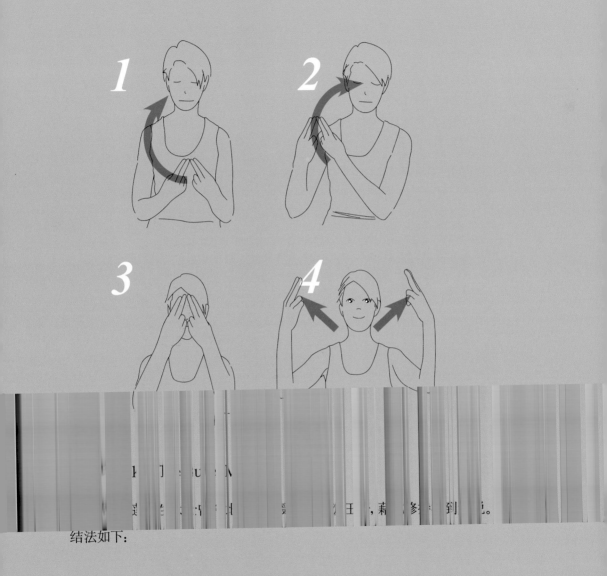

结法如下:

1. 双手食指与中指并拢，交会于胸前，代表阴阳两性能量的融合。

2. 手部不动，手印依顺时针方向向上转动。

3. 手印静止不动，象征证悟。

4. 双手张开向上，抬头凝视天空，象征开阔与证悟的心。

灌顶

藏密威仪中以灌顶最具特色,每一种灌顶的主要作用都在于为不同阶层的密宗修持者清除烦恼、传授神通力。灌顶是格鲁派的命名称谓,密宗宁玛派中称为"大圆满",噶举派则称为"大手印"。密宗门派各有修持密法,宁玛派主修"大圆满法",噶举派主修"大手印法",萨迦派主修"道果法",噶当派主修"三士道法",觉囊派主修"苦行法",格鲁派主修"显密贯通法"。

一般而言,密宗修持者在修练过程中需要接受四次不同阶段的灌顶:

第一级灌顶——"瓶灌",作用为除去坚固执着的心态,开启性,又可分为五种灌顶,完成后则可进入初期修习阶段,观想本尊。

第二级灌顶——"密灌",密灌之后,修持者能掌握脉、气、明点的修习法,成就报身佛位。

第三级灌顶——"智慧灌",此时开始修习"双身法",能快速获得最高成就。

第四级灌顶——"灌顶",处于这一阶段的修持者已是肉身圣者,而非凡夫俗子。

藏式生活习惯养生法

除了饮食、起居、运动、睡眠外,藏人认为顺应生理本能也有助于养生,如:排泄、呼吸、饥饿、口渴……等都属于生理本能的范畴。日常生活中要尽量避免过度饥饿、干渴、呕吐、忍住呵欠、喷嚏或呼吸,屁、痰、大小便等秽物要及时排出,才能达到养生效果。

随时补充水份

口渴时如果不补充水分，身体容易因为缺水而产生头晕、口干舌燥、心慌意乱等症状，严重时可能导致脱水休克。出现上述症状时，最好将患者移往阴凉处休息，待其苏醒后补充水分。

别让自己饿过头

长时间不进食或处于饥饿状态对身体的危害甚大，可能产生虚弱、头昏眼花、食欲不振、吞咽困难等症状，此时最好以清淡、易消化的食物喂食患者，胃口恢复后再补充肉汤等含油脂的食物。

感到恶心时先禁食

感　　　吸　沸　年，　得　　　美　　行　到住恶心或　上自　觉　　　
历　吸　　　欲不　　化　　　会　喘、浮肿现象产生，藏人为　　　引　
心　如　　时　安　鬶　　可　试着用沉香、檀　川　香　　　即　
口　　原水上专　　　
不

打呵欠一如打喷嚏，属于自然的生理现象，最好顺势而为，不要刻意压抑，否则可能会产生头痛、咀嚼困难、口歪嘴斜等症状。藏人认为，猛打呵欠时可以用檀香、沉香等药物烟熏口鼻处，也可以用白酥油搭配肉豆蔻制成鼻部滴液缓解此类症状。

不压抑排泄

排出大、小便等秽物属于正常的身体机制，如果强行抑制可能导致大便干燥、消化不良、腹部胀痛甚至肿瘤硬块等，长期不排便可能引发口臭、抽筋、头痛等症状；长期憋尿则容易引发尿道结石与泌尿道相关疾病。藏人认为，如果有排泄方面的困扰，可以用热敷法、导泄法缓解。

藏医日常养生五法	
勤洗冷水浴	藏医认为，以洁净的冷水洗澡，具有健身、美容效果，还能够消除体臭、壮阳。
用温水洗头	藏医认为，过热的水可能伤害眼睛与头发，患有耳疾或饱食之人切勿用热水洗头。
按摩身体	藏医认为，用油脂或芝麻油涂抹头部与四肢，进行适度按摩，有助恢复体力，还有抗老功效。
搓揉身体	藏医认为，用油脂或芝麻油涂抹身体后，再用干面粉来回搓揉身体，有助改善肤质，让肌肤更有弹性，还有治疗培根病的效果。
眼药水护眼	藏医认为，眼睛若遭培根病侵扰容易产生发炎症状，最好定期滴药水预防眼疾。

第五章 养生与养心兼备的藏式瑜珈

在西藏，瑜珈的地位相当崇高，可说集理论、思想与身体修练于一身，一般的修行者必须先学习正统佛学，得到众人认可后才能学习瑜珈密法。西藏上师们认为，瑜珈是获得即身成就的无上法门。由于西藏地处高寒之地，十分适合练习瑜珈法门。

藏式瑜珈的起源——印度瑜珈

……朝……三……致……大……前……争……相……

……身……那……宗……

……竺地……类……印度……传……

（……藏……区……融入……有……

教、……满教东统……传承至今。

唐朝初年，吐蕃国王松赞干布同时迎娶中国与尼泊尔公主，因而引进中、印两大国文化，宋朝年间，马尔巴译师（译经家）从西藏前往印度向著名的瑜珈成就者那洛巴祖师求学，习得那洛六法与大手印，成为西藏密宗最神秘的修练法门。经过许多伟大上师的努力修行与教授，兼具思想理论与身体修练的瑜珈在西藏拥有非常崇高的地位，一般修行者必须先学习正统佛学，深谙经藏理论并得到众人认可后才能学习瑜珈密法。

印度瑜珈流传数千年之久，西方世界直到 19 世纪末方有所接触，可分为四个派别：

1. 胜王瑜珈 (Raja Yoga)

被公认为最完整与详尽的瑜珈派别，强调身心并进，其思想系统来自帕坦加利的瑜珈经，以实行八支功法为修行路线。八支功法包括因果（业）的道理、戒律、哈达瑜珈的体位法、呼吸控制、不执着、集中、静坐及三摩地。

2. 哈达瑜珈 (Hatha Yoga)

是修行者锻炼意志力的极致表现。修行哈达瑜珈者喜欢挑战人体极限，穿环、睡钉床、长久维持同一姿势等为哈达瑜珈修行者的特色。

3. 音陀罗瑜珈 (Intra Yoga)

以唱诵箴言、咒语的方式做为修炼方式，希望以此方式达到天人合一的境界，修炼方式与胜王瑜珈相仿。

4. 行动瑜珈 (Karma Yoga)

强调积极的行善与教义推广。与藏密传承有相似之处，强调普渡众生，以行善消除业力，达到无私、无我的境界。

藏族传统健身法—瑜珈

瑜珈是灵修的一种方式，1960 年代之后盛行于西方国家，主要利用瑜珈八个层面的修持达到身、心、灵净化的目的，运用控制呼吸、保持体态与静坐的方式释放压力、促进淋巴循环并排除体内淤积的各种有毒物质。瑜珈还具有按摩内脏、强化消化系统、刺激内分泌系统的功能，藏医建议长期精神不济或有关节炎困扰的人可勤练瑜珈。

动态瑜珈

动态瑜珈由莲花生大士自尼泊尔大成就者哞迦罗尊者处习得，之后传授毗后遮那。练习动态瑜珈最好经过持有秘密传承的上师口传，如果没有具资格的上师指导，最好不要轻易尝试。

西藏瑜珈的四种意识状态

西藏瑜珈将人的意识概分为"清醒"、"做梦"、"深睡"与"超觉"等四种状况。在清醒状态下，容易受我执、时间与空间的限制，　限了灵性与潜能的开发；人一旦进入做梦状态，意识便由外转内，超越了清醒状态；睡眠过程中如果能进入深睡状态，才能达到心念俱空的无意识状态，此时容易感受到空灵与单纯的喜悦之感；超觉状态即佛法所言"诸行无常"的境界，一旦达到此一境界，就能洞悉人生与宇宙奥秘，达到永恒与不变的状态。

西藏瑜珈与修行

西藏密宗以印度与中国佛教思想为主轴，各法门充满佛教思想与教义，之后更加入西藏本土的苯教（又称黑教）与印度瑜珈内涵。

西藏密宗分为红、白、花、黄四大派别，以瑜珈士自称的多半是"白教"。西藏密宗保留古代印度瑜珈的独特内涵教法，如："那洛六法"，另外还有许多口传的呼吸法、瑜珈气功、体位法等。

那洛六法

那洛六法约在公元11世纪时，由西藏大译师马尔巴上师亲至印度向瑜珈密宗祖师那洛巴学习而来，内容包括：

1. 拙火——即能量，是每个人与生俱有的，也是未被唤醒的能量之气，潜藏于脐下约四指处。修习拙火瑜伽不仅能提升体内温度、体验深层生命乐趣，还能将体内消极、负面的能量转化为积极、正面的能量。

2. 幻观——烦恼过多时可使用幻观法。自己的身体并不属于自己，用自己的理念平衡内心，内观自我，世上烦恼都是出于自己的需求，没有需要与欲望就不会有烦恼。烦恼之源来自眼、耳、鼻、口、舌和身体的触觉及意念，如果能把烦恼之源看成幻化，烦恼自然不生。

3. 梦观——就是梦的法界，一般人在夜晚容易失去警醒力，所以密教用修梦的方式来接续白天的光明意念，如此便能在夜晚进入另一个法界，在梦中持续光明意念，完整串连日夜间修行。

4. 光明定——一般人常受外界各种干扰，以致妄念滋生，掩盖住原来具备的固有悟性。光明定可开发悟性，基本理论为实相，实相就是无相、无不相。练习光明

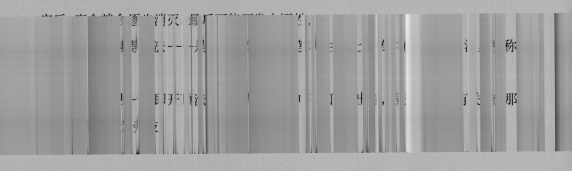

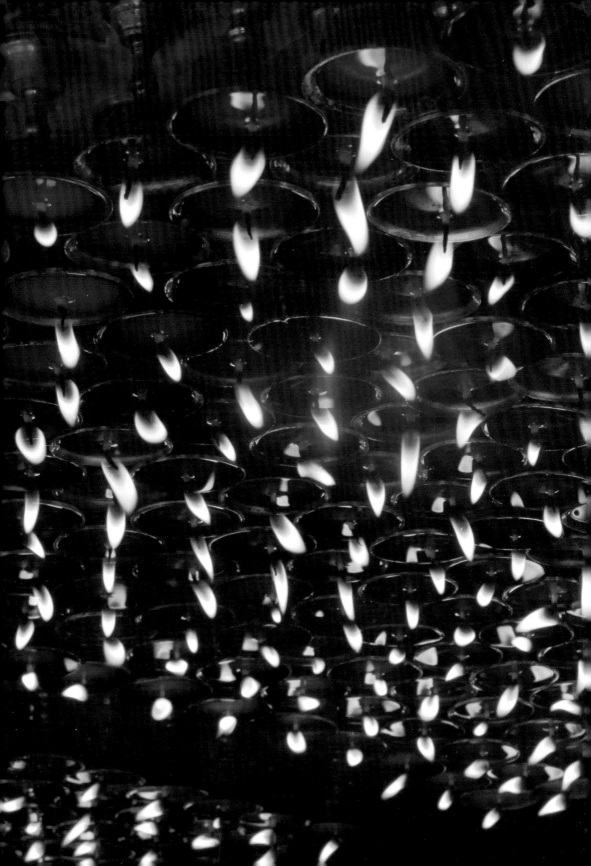

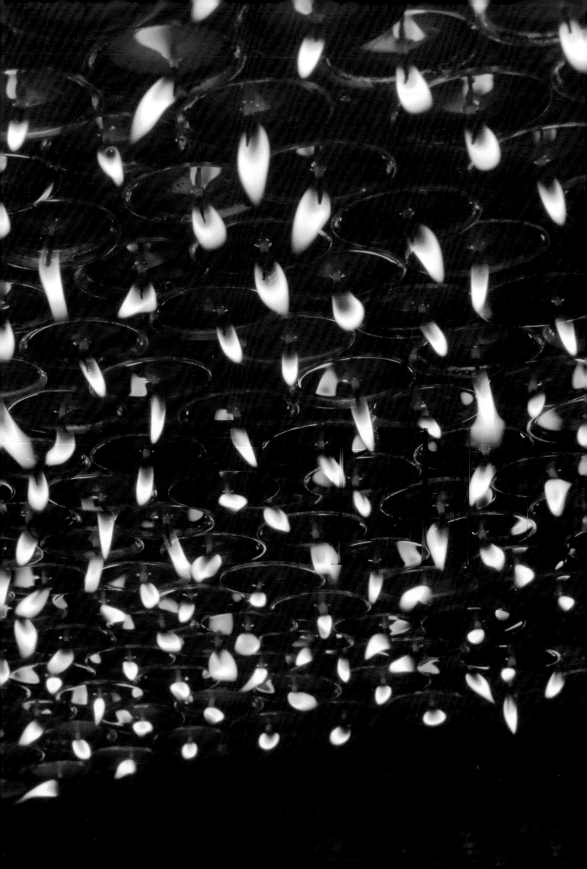

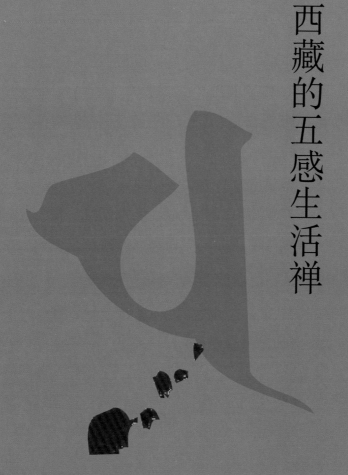

第四篇　西藏的五感生活禅

第一章 声音震动的奇妙聆听——颂钵

身心疲倦的时候,有人会以音乐缓解、放松身心,而在声音疗法中,西藏颂钵是个不错的选择,因为西藏颂钵所传出的波频可以对身体器官发挥按摩作用。西藏颂钵从最早的乐器变身为现代时尚音疗,主要是因为颂钵会发出深沉而悠远的铿锵声,使人进入身心舒缓的状态,而当颂钵深沉悠远的频率音波或泛音波进入人体时,会引起体内分子共振,形成涟漪震动式的按摩与治疗效果,身体可因此而获得调整与净化,并激发体内的能量流动,打开因长时间纠结、阻塞的脉轮,解除身体沉积已久的负能量,化解疼痛不适的部位(疼痛组织),因此,颂钵被当作是一种声音疗法,甚至有人将它用来作为静心、冥想的辅助工具。

西藏颂钵—完美的共鸣疗愈

西藏颂钵所发出的音波音频长且稳定,因此能将声音本身的共振能量频率穿透身体核心,与身体内在的频率产生一种调整与共鸣效果,而颂钵的声音能够和大自然本身的频率产生共鸣,也能影响附近环境物质组成分子结构的振动频率,因此,当钵靠近人体时,人体内最细小的原子也会随着颂钵本身的音波振动而变化,有时会在生理上产生酸、麻、痒、痛、热的现象,之所以会出现这些情况,是因为微血管与

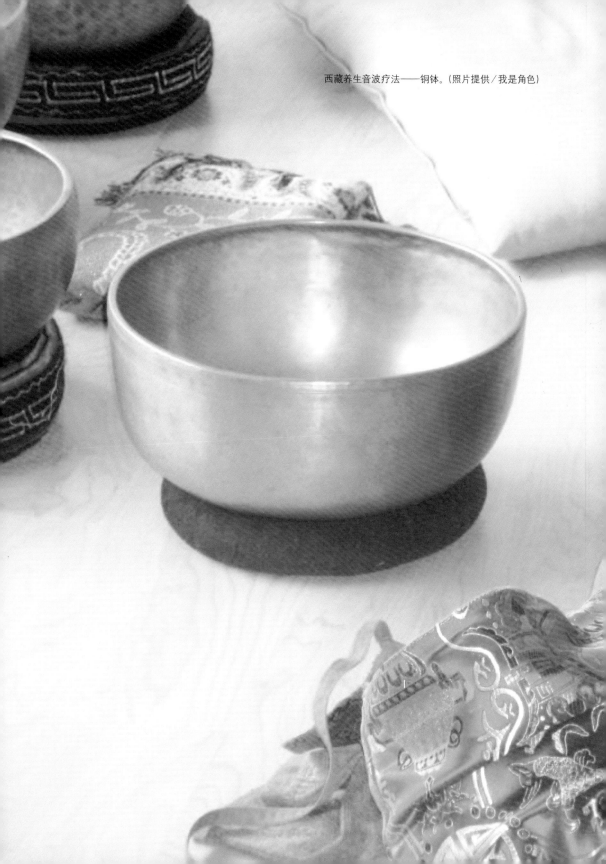

西藏养生音波疗法——铜钵。（照片提供／我是角色）

百年老钵。

末端或表层神经受到刺激，促进血液循环所致。

不过，因为每个人的感受力不同，所以颂钵音疗后的状况也因人而异，有些敏感度较高的人甚至能够感受到颂钵跟身体互动后的反馈，体验到从身体内传达出来的讯息。据说有人藉由颂钵的声音触动与引导而唤醒前世记忆，进而释放前世的种种负面情绪与疼痛感。

对心灵养生有研究或具备医学常识的人都知道，一个人身体或心灵的压力大多透露了生存过程中的经历，透过眼、耳、鼻、舌、身、意识、心念（感官神经）储存记录，如果这些不当的意识没有经过良好的整理并经过释放与转化，就会造成内在生命的负担并形成压力，而心灵的机制将会把这样的压力直接传送到肉体上，压力的累积通常会在 4~6 个月后显现于某些身体病痛上，所以，一旦心灵的压力过大，肉体也会渐渐地出现负面反应。

西方医学证实：以音乐的韵律直接进入细胞改善、调整心神是确有其效的，特别的是，每个人都有与生俱来的不同音调、音域，代表个人的生命特色，西藏颂钵则能藉由倾听与唱诵找出每个人自己的生命原音，并与其他生命原音共振、共鸣。

每一只钵有不同的质地与音色，也会因应持钵者的能量状态而发出不同的声音。如果能透过音波（物理特性声波+震动）与身体的器官进行频率共振，并藉此调整身心压力，舒缓精神上的紧张，进而释放身心，将对身心产生极好的调节作用，而充满灵性能量的西藏颂钵所产生的频率共振与优美、沉稳的音色，能和谐且快速地清除身心负压能量，转化磁场并微调身体频率，促进微血管循环，提升自律神经约 20% 的功能，也因为身体频率的调整，所以能改善身体的磁场能量，达到身心的和谐与宁静。

身体与细胞具有某种记忆能力，不少跟前世今生有关的书中就清楚地记述许多人身上不知名的病痛，药石罔效，却因催眠治疗后回到前世而让痛苦平息，所以，每个人都具有特殊的生命原音，回到最初的生命本体，伤痛或疾病等负面情绪、能量才能被治愈。

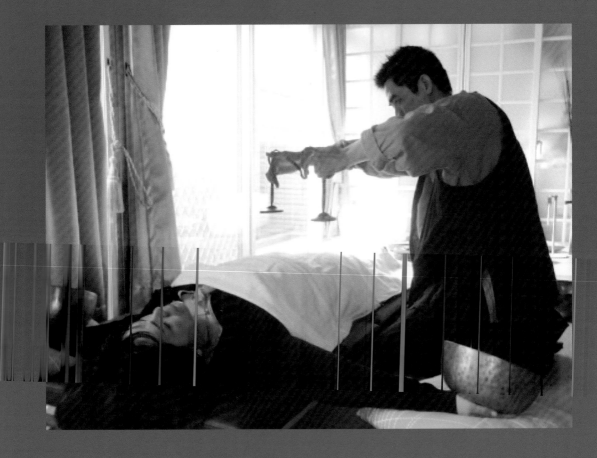

❙ 每个人都具有特殊的生命原音，只有回到最初的生命本源，疼痛或疾病等负面情绪才能被治愈。

西藏颂钵平衡人体七轮

西藏颂钵（Tibetan Singing Bowl）是用喜马拉雅山区陨石所炼制而成的七种贵金属（金、银、铜、铁、铅、锡、水银）烧熔冷却后，再逐一以手工凿击成形，因此，每个颂钵的大小、形状、成分各不相同，都有其独特的声音与个性。不同的钵可以对应身体的七个轮位，如：海底轮（Root Chakra）、生殖轮（Sacral Chakra）、脐轮（Navel Chakra）、心轮（Heart Chakra）、喉轮（Throat Chakra）、眉心轮（Third Eye Chakra）、顶轮（Crown Chakra）等。

古代印度瑜珈（Yoga）、中国气功、西藏密宗或印地安人的巫师信仰中，都提到过这些人类身体上共同的部分，它是每个人体内都存在着的内在能量系统，称为"灵体"（Subtle Body），又称为"轮穴"，与人体神经系统密切相联，而这些脉轮指的是人体能量的中心，藉由生命能量转动而形成。梵文中的"Chakra"意为"轮"，位于人体脊柱各个神经丛之中，各有特性，分别掌管人体的各种身心状态，位于身体的中轴线上，而人体共有七个脉轮，脉轮主要影响的是心理状态，位于身体底部的数个脉轮主导本能部分，身体顶端附近的脉轮则影响思想部分。

每个脉轮都有不同的活跃程度，当脉轮呈现"活跃"状态时，表示脉轮在正常运作状态中；相反地，当身上的能量变弱时，理想状态下，所有的脉轮都会对内在情绪和感觉发挥正面作用。但实际上，部分脉轮会呈现不够活跃的状态，以致于无法发挥作用，或者是身上的部分脉轮过度活跃而产生不平衡状态。如何让脉轮呈现平衡状态? 首先要了解身上的七个脉轮究竟为何。

以下介绍七轮的同时，也一并介绍开启各轮的方法，但此部分仅供读者参考。建议读者还是要寻找合适的颂钵老师，以最正确、有效的引导方法达到开启七轮的目的。

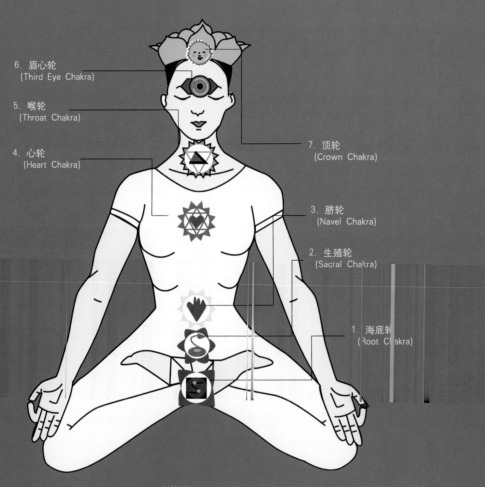

6. 眉心轮
(Third Eye Chakra)

5. 喉轮
(Throat Chakra)

4. 心轮
(Heart Chakra)

7. 顶轮
(Crown Chakra)

3. 脐轮
(Navel Chakra)

2. 生殖轮
(Sacral Chakra)

1. 海底轮
(Root Chakra)

七轮图
资料提供／张光富
身心灵声音自然疗法亚太音疗讲师

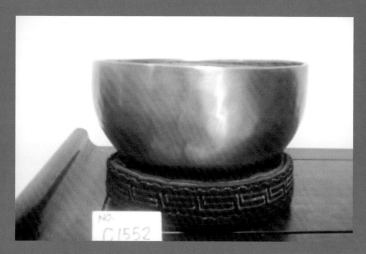

海底轮

一、海底轮（深红色）

海底轮是身体轮位之首，也是人体最基本的轮位，位置在会阴处，色彩属性为深红色。深红色色彩是波频中最大也最广阔、频率最低及最慢的一种，处于人体光频中的最低点，能量也最稳定、坚固。

海底轮是生命的起源，元素是土，掌管人类的求生本能与基本欲望。因此，如果海底轮失调，就会出现无法控制欲望的行为，如：物质倾向、暴饮暴食、暴力倾向、掠夺、遗弃、侵略性行为……等。

海底轮的声调为 Do 大调，当身体听到 Do 大调颂钵音时，海底轮就会开始作用，它的形态是从身体的前后左右伸出四条能量主干，由外向内旋转地吸入体内，非常特别，海底轮对应到身体的骨、足、脊髓、直肠与免疫系统，并对应人类的求生意志、本能、生命力、全体的基本心灵意义……等。

◎ 除了海底轮钵，这些晶石也能发挥类似的效果：石榴石、红幽灵、红发晶、黑曜石、红碧玉、黑碧茜、泰国陨石等。

如何开启海底轮 (Root Chakra)

1. 让拇指指尖和食指指尖接触，将注意力放在海底轮位置。(海底轮位于生殖器和肛门中间的会阴部位。

2. 吟唱 LAM 声调。

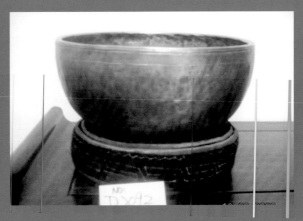

生殖轮

二、生殖轮 (橙色)

生殖轮也称"本我轮"，通常位于尾椎部位，但也有人认为它位于生殖器部位。生殖轮是人体的第二轮位，色彩属性为橙色，与海底轮的深红色相比更为鲜艳、明亮，橙色激励甲状腺、镇静副甲状腺，橙色的能量振动频率同时能扩展肺活量。

生殖轮是生命的中枢，元素是水，掌管人类在性与自我情绪上的控制。如果生殖轮失调，人们将会出现生殖器官、泌尿系统与情绪感官病症，如：食欲不振、经痛、下背痛、恐惧、忧郁、性虐待、乱伦……等症状。

　　生殖轮的声调为 Re 大调，当我们听到 Re 大调的颂钵音时，生殖轮会开始作用，它所对应的是肠、肾、腰部、生殖器、内分泌系统，并对应我们的感觉、性征、喜好、旧感情……等。

◎ 除了生殖轮钵，这些晶石也能发挥类似的效果：橙碧玺、琥珀、红玉髓、玛瑙、茶晶等。

　　如何开启生殖轮 (Sacral Chakra)

1. 将手掌放在膝上，手掌朝上，左手掌在下，右手掌在上，两掌重叠。左手掌接触到右手手指，两手拇指轻轻接触。将注意力集中在生殖轮位置，位于间尾（脊椎骨下方末端处）。

2. 吟唱 VAM 声调。

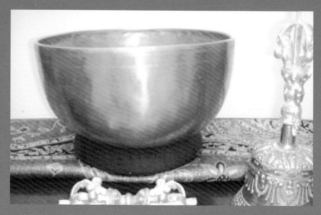

脐轮

三、脐轮（黄色）

　　脐轮是第二基本轮位，位置在腹部，色彩属性为黄色。黄色是一种进化的色彩，进化即为建造，而建造对人体来说即是重组及生长，重组是由病至痊愈的过程，所以是痊愈之光，它的能量从四方八面直接吸入丹田，聚集后能量向上升起，供其他轮位于肢体的发展，掌管四肢及主肢等五大肢体。

脐轮位于身体中央，接近胃部的位置，元素是火，掌管人类对自我力量与勇气的实践。当脐轮活跃时，会感觉一切都在掌控之中而拥有足够的自信心；当脐轮不活跃的时候也容易呈现一种被动与唯唯诺诺的状态，反之，如果脐轮过度活跃，则可能会有强烈的控制欲和侵略性。

脐轮的声调为 Mi 大调，能量为静止而发光的状态，在轮位外层有光场流动，对应身体的胃、脾、肝、胰、神经系统，并对应我们的情感、社会性、自我、个性……等。

◎ 除了脐轮钵，这些晶石也能发挥类似的效果：黄晶、黄虎眼、金发晶、黄铜矿、黄碧玺等。

如何开启脐轮 (Navel Chakra)

1. 将手掌置于胃部前下方，让双手手指连结在顶端，手指向外，拇指交钵，手指必须伸直。将注意力放在脊部脐轮位置。

2. 吟唱 RAM 声调。

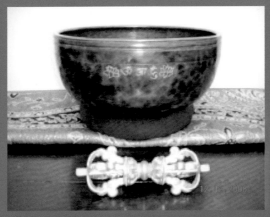

心轮

四、心轮 (绿色)

心轮是身体的中心点，位于心脏部位，色彩属性为绿色，绿色是大地最主要的颜色，能平衡能量、增强敏锐及怜悯之心，代表的是一种纯净、和谐的能量，因此也代表幸运和生机勃勃，也是推动事业的颜色。

心轮位于生命的中枢位置，元素是风，掌管人类的免疫系统、爱人的能力与希望。因此，如果心轮失调就会呈现出冷漠的态度并容易与人保持距离，免疫系统也会出现问题，同时可能出现无法控制自我情绪的病症。但当心轮开启时，爱就像清晨东升的旭日，无条件地照耀世界的每个角落，开启心中四海一家、平等无私的胸怀，一如宗教家所拥有的慈悲济世胸怀。

心轮的声调为 F 大调，形态是由上至下，将能量以旋转方式由顶轮及底轮以直线方式收集于心轮，所以这个中心点非常重要，对应心脏、横隔膜、肺、循环系统、胸腺等，并对应一般的情爱、允许、自我存在、情感……等。

◎ 除了心轮钵，这些晶石也能发挥类似的效果：绿幽灵水晶 (希望之石)、捷克陨石、玉、绿色东菱、绿色电气石、粉晶等。

如何开启心轮 (Heart Chakra)

1. 双腿盘坐，食指尖和拇指尖碰触。左手掌放于左膝；右手放于胸部下方、胃部上方。

2. 将注意力放在脊部心轮部位，与心脏同高。

3. 吟唱 YAM 声调 (因为此手印效用特别强烈，因此不须吟唱也可以感受到)。

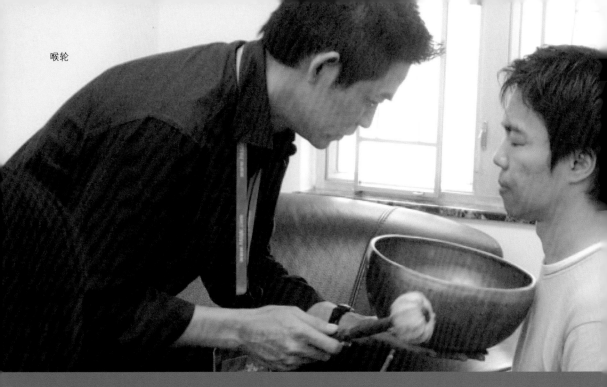

五、喉轮（浅蓝色）

喉轮是上三轮之开端，是人体最接近下三轮的上三轮第一个轮位，色彩属性为浅蓝色，浅蓝色是一种协调之光，所谓协调就是能让思想、身体及表达三方达到充一作用，浅蓝色也是和平与宁静的色彩，能让人容易集中思考，开发学习及模仿能力，并加强逻辑分析能力，使人有较强的记忆力，因为最接近下三轮的上三轮，因此是上下三轮的桥梁，灵性度较低，但也是上三轮中最能被实践出来的一轮。

喉轮位于喉核下二至三寸的地方，元素是空，是人类灵性的中枢，同时也掌管忠诚、沟通与创造能力。喉轮掌管自我表达和言谈能力，当喉轮活跃时，沟通能力较强，所以能无障碍地表达自己，并因此成为演说家；但当喉轮不活跃时，就有内向害羞的倾向。值得注意的是，如果不说真心话可能会使喉轮封闭，因为喉轮扮演能量下传与实践的关键角色，所以喉轮的强弱决定个人诚信度。

喉轮的声调为 G 大调，型态如冰球发出的浅蓝色亮光，而且更有能量在外流动，对应身体的喉咙、气管、食道、口腔、牙齿、甲状腺，并对应我们的求生意志、本能、生命力⋯⋯等。

◎ 除了喉轮钵，这些晶石也能发挥类似的效果：蓝宝石（能量色彩为紫蓝色，为喉轮及眉心轮之石）、蓝松石、亚玛逊石，又称天河石（即喉轮石，因能量带绿，所以能量不单触及喉部，更深入气管及肺部）。

如何开启喉轮 (Throat Chakra)

1. 手指交叉，双手拇指于上方轻轻碰触；拇指部位轻轻上提，将注意力放在喉轮，喉轮位于喉咙底部。

2. 吟唱 HAM 声调。

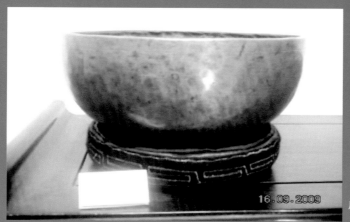

眉心轮

六、眉心轮（靛色）

眉心轮为上三轮之中部，具有比喉轮更进化一级的思维能量，位在脑中思维能力的主管处，能加强思维能力，是理学及智慧之源。眉心轮的色彩是光谱中最不显眼的色彩，能量也是深入人体脑部当中最不易被发觉的，很多典籍中都没有显示出深蓝色的功能，但其能量及功效最为神奇。眉心轮带领理论性思考及整体性理念，加强人对空泛想像的掌握，让人可以天马行空，创造无限创意。集中点为松果体（在脑垂体之中），也就是一般所称的第三只眼—智慧眼，其能量集中于整个大脑，因此能开发整个大脑，开发世间智慧（了解及学习的智慧），加强我们对自己内在能量的控制能力。

眉心轮是思考之轮，对应元素是纯净之光，掌管人类的脑部与神识；如果眉心轮失调，将会出现精神官能病症，如：幻觉、精神官能症、精神病、学习障碍、神经障碍、脑瘤、中风、沮丧……等。

眉心轮的声调为 A 大调，从四方八面向外而与直接收集在松果体内，对应人的小脑、眼、鼻、耳与脑下垂体，并对应我们的洞察、创意、透视力、直觉力……等。

◎ 除了眉心轮钵，这些晶石也能有类似的效果：青金石、蓝宝石、苏打石等。

如何开启眉心轮 (Third Eye Chakra)

1. 将手掌置于胸部下方，中指朝前方伸直，而中指尖碰触，其他手指弯曲指向自己，并于指尖往下第二指节处弯曲，两两碰触。两拇指碰触并指向自己。将注意力集中在眉心轮部位，其位置在于两眼眉心上方。

2. 吟唱 OM 或 AUM 声调。

七、顶轮 （紫色）

顶轮是所有轮位中最高的一个，位置在人体的头部（百会穴），色彩属性为紫光。紫光集合红、橙、黄、绿、蓝、靛的能量而形成紫色，因此拥有能变换及改变其他六种色彩的能量，因为它统合其他六种色彩，因此有集大成的能量，使人表现出综合

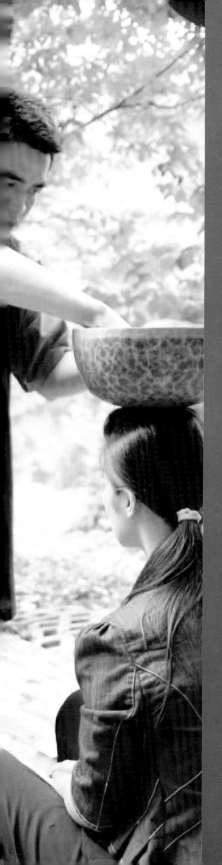

及客观观念，这种集中力是精神念力的开端。

顶轮位于头顶部位，道家又称其为"天灵盖"，元素是宇宙能量，掌管人类的决断力与自觉能力。如果顶轮出现失调，将会出现精神病、能量失调、莫名的忧郁、无生理病因的长期疲劳等症状，顶轮活跃时，思想将呈现无偏见、与世界融合的状态，可是如果顶轮过于活跃时，会产生过于追求精神层面而忽略了身体需求的状况。

顶轮的声调为 B 大调，型态由外向内旋转地从外吸入顶轮，对应人的身体大脑、肌肉、皮肤、松果腺部位，并对应我们情感的精神性、视觉、统合与灵性……等。

◎ 除了顶轮钵，这些晶石也能发挥类似的效果：紫水晶、白水晶、紫龙晶等。

如何打开顶轮（Crown Chakra）

1. 将手掌放在腹部前方，让无名指指尖碰触朝上，其他手指互相交错，左手拇指位于右手拇指下方。

2. 将注意力集中于顶轮，顶轮位于头部顶端。

3. 吟唱 NG 声调。

※ 注意事项：如果尚未建立充足的海底轮能量，不要进行打开顶轮的冥想（必须先有良好的基础才能进行此步骤）。

第二章 增益除障的神秘幽香—藏香

藏香，对藏民来说，是日常生活中不可或缺的物品，他们习惯用藏香朝佛、驱邪、治病……。藏香发展历史距今约一千三百多年，吐蕃王朝七贤臣之一的吞弥·桑布扎幼年时即前往印度等地学习，学成后除了创制藏文、翻译佛经外，也发明水磨香车，研制出第一代藏香。之后在历代僧俗的努力下，发展出药香、薰香与才香等各类香品。

西藏有上百家的制香工厂，很多师傅都是由四五岁时就开始接受训练，历经十余年经验才能达到以大拇指按挤出匀称规则的藏香功夫。而且每家有不同的独门配方，所制作出来的藏香都有特殊之处，而西藏藏香因与宗教息息相关，因此多数藏香配方皆是由寺庙师父领导制作，传承方式也非常严格，藏香人人可做，但在制作配方与药材的使用上却必须严格把关，失之毫厘差之千里，一点点不同，所制作出来的藏香味道与效用即有所不同。

藏香能调养人的气息

西藏密宗以藏香供佛，并希望藉此让修行者生起戒、定、慧之心，所以在藏香的香味上要求特别严格，药方是决定藏香色泽及香味的关键。据了解，藏香的制法皆是根据古经书及古人所流传下来的藏医药理论，加入高原特有对人体具有保健作用的

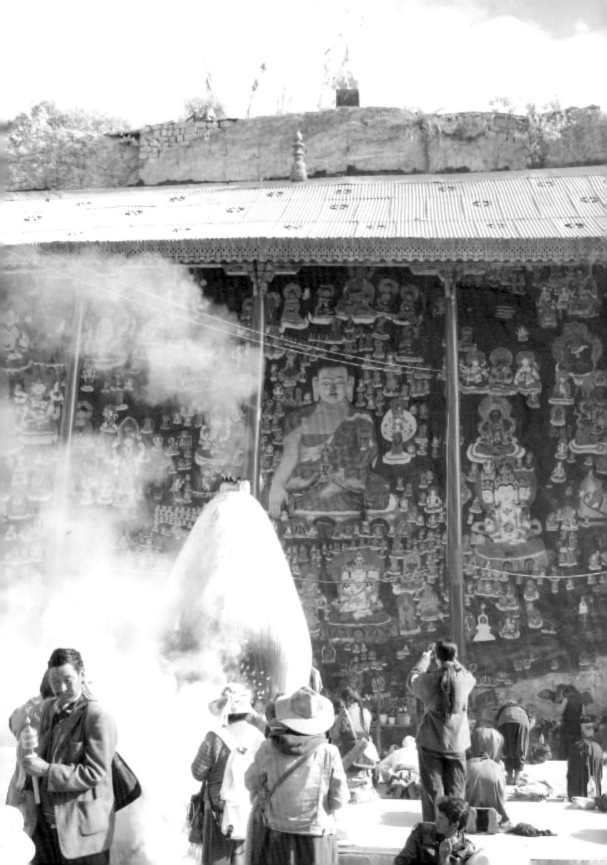

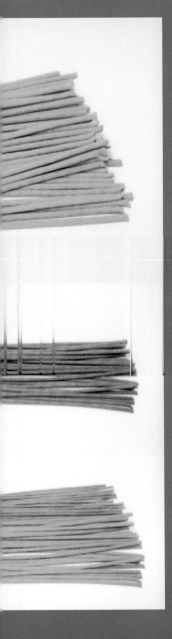

药物，因此对人体具有保健与特殊疗效。

因为藏香的制作非常严格，要达到特殊的养生功效必须在西藏的特殊环境与气候下，掌握温湿度、日晒因素，才算制作完成真正的藏香，也才具有藏香的功能；不同的环境、空间影响藏香的品质，也造成其不同的功效，而藏香制作的程序相当复杂的，包括日晒的天数、时间，阴干的日程、时间……等。

由于藏香以医药角度制成，因此，藏香与藏药、藏医三者密不可分，藏香原料因为拥有诸多药材，多半都是依据过去藏医院及四部医典配方融合而成，并依古法纯手工制作，除了治病外，也可用来调气、调息并达到 放松、安神 的效用，现代人因为生活步调紧凑，工作压力更是让 人无法放松，如果在睡前点上藏香，将有助睡眠品质的提升，但 市面上线香充斥，如何选择好的藏香以达到调气、调息及安神、放松的 功效也就相对重要 、。

藏香的分类

藏香所使用的原料绝大部分都是木本或草本类芳香药物，燃烧后所产生的气味可免疫避邪、杀菌消毒、醒神益智、润肺宁心、养生保健，品性各异，功能自然不同，如解毒驱虫、润肺止咳、防腐除霉、镇痛健脾。特别是被称为"国老"的中药—甘草的掺入，使香气不烈、不燥，香甜柔润更加怡人。

藏人因为信仰佛教，所以朝圣时也会带上藏香，让自己在漫长的旅程中免疫避邪、杀菌消毒，因此，藏人可以说是无处不"香"啊！

藏香的鉴别方式

香的好坏，不仅影响供养，也影响人体健康。鉴别香的好坏，可以从几方面着手：

1. 外观上必须表面均匀，不染色；拿时不掉香粉也不沾手。

2. 点燃后香味清雅耐闻，不刺眼；即使在未点燃时贴近鼻子也不刺鼻；香味渗透力持久。

3. 必须以天然香料研磨而成，不掺杂任何化学成分。

4. 空气渗透力强，点燃于空气中可以改善不良环境，提高人体免疫功能和净化气味。

5. 没有人造香味痕迹，香气清新、醇和、浓淡适中，深呼吸时不刺鼻，不会头晕，有醒脑提神、愉悦之感。

6. 具有轻微的涩味和药香味，能抑制心浮气燥，感觉有清凉之气从喉头沉下，相当舒服。

7. 香味即使浓郁亦不感气腻；即使清淡，香气也清晰可辨。

8. 烟气浅淡，为淡青或白色、青白色，微烟或无烟。

藏香的功效

并不是每一个人都有时间或体力透过运动达到放松、健身的功效，因此，以燃香方式纾缓紧张情绪，也不失为一个好方法，燃香的方式较艾灸温和，主要是以吸入法来达到凝神、安息的作用，藉由香气调节体内空气，也有助于养生。

中国古代很早就形成完备的香学理论体系，与中医学、佛学、道学等传统理论一脉相承，息息相关，博大精深且空灵玄妙，具有鲜明的东方特色，是西藏传统古老文化的一部分。古人视燃香为一种高尚的养生净心方法，因为燃香会发出一种非常浓烈的香味，人体一旦吸入这种香味，即能达到镇静安神和纾缓情绪的功效。不同种类的香各有独特功效，如：檀香能安神、镇静和止痛；茉莉香能醒脾胃；玫瑰香能活血调经、疏肝解郁等；沉香能医治下半身疾病，如：腹痛、经痛等。

早在二千年前，中国古籍《神农本草经》已有记载："香者，气之正，正气盛则除邪辟秽也。"说明了芳香的气味属于正气，多吸收能令身体正气旺盛，从而达到驱除疾病的效果。很多人会在打坐或灵修的时候点燃檀香帮助自己收摄心神，养神养生，开窍开慧。

[香的中药除了可煎煮服用外，还可以透过呼吸和皮肤进入身体，产生调节]阴阳平衡及脏腑的作用。此外，[香气更能改善]血运行、畅通经络，能收保健[防治疾病和美容]的效。若能配合穴位使用，更能获得相应疗效。由于通过[香气]取中药精华，一般较为安全且[没]有副作用。现[今西藏]地区最著名的三大藏香[是布]达拉宫的圣香，[竹海香]香系列，民间[广泛]使用的尼木[藏]香及寺庙中常用的葛丹薰香。

焚香时的注意事项

01. 选择天然草木制香，以免自身受到伤害或伤到他人。
02. 不要在易燃物旁或场地置香，防止火灾发生。
03. 燃香用具要安排好置放地；不要放在小孩易触摸的地方。
04. 供香时一定要按佛教章法敬香。
05. 防潮防晒，加强密封能延长香效时间。

06. 用过的香盒、香、火柴等，放入规定器具内，勿乱置，以免发生危险。

07. 防病驱邪、保健而燃香，以清香型为佳。

08. 用于驱蚊虫等，敏竹梅芭藏香皆有效，但为不伤其性命，将其薰向屋外或远处为宜。

09. 不要用重物挤压或用力折摧线型香。

10. 敬香时忌双数，以单数为法。一般一柱或三柱最好，一柱代表一心向佛，三柱代表佛、法、僧三宝，或依各宗教派别的规定献法为宜。

11. 香为佛使，供香时要心诚。

清除浊气，净化磁场的西藏烟供

一般人俗称的"烟供"，藏人则称为"桑"或"净供"，"桑"就是去除，具有净化身心、消除浊气之意。烟供可分为桑烟供与诉烟供，桑烟供主要为净化施供者本身的烦恼与负面能量，并能积聚福慧；诉烟供则是一种布施，布施对象为六道众生、鬼魔冤孽与中阴四十九天之亡者，另外可做为转化运势之用，能消灾解厄、转危为安。

传说，莲花生大士在前往西藏弘法的途中，西藏鬼神、厉魔及黑天龙八部处心积虑想加害于他，莲花生大士以神通力一一降伏他们，再以烟供布施、度化他们，因此，之后的成就者都效法莲花生大士的慈悲心以烟供作为布施。

烟供具有一种净化磁场的能量，当感觉所处环境不安宁、不祥之感涌上心头、内心不安或有精神异常等异状时，闻香便能迅速除魔，烟供可驱除鬼厉；如精神萎靡、身软无力时，闻香则有提神醒脑之效；身罹疾病、感冒或久治不愈之无明病时，闻之可除病；修法、灌顶时施以烟供迎请诸神佛，可种福德并累积智慧。烟供最佳时日为农历十五前后，满月日最吉；如果想要消灾除瘴，可挑选农历初一至十五日之间的吉祥日；烟供时间则以中午十二点前为宜。

　　人的身上难免有不好的气息，一般称为"浊气"。浊气在身上循环日久便有郁闷感，烟供能排出不好的浊气。藏人在烟供时会挑选比较干净的地方寻找材料，选择善的，吉美的烟供材料，当所有烟供材料筹备好后，上师会　"朗养康"，先将不干净的负面磁场去除，然后再　"嗡阿吽"，让功德、利益充满虚空。烟供时，香烟飘向净土，完成供养上师、诸佛菩萨、本尊、空行、护法、财神、所有地神、天龙八部等的心愿，就能消除所有浊气，消除自身的恶业，心想事成。之后布施六道众生、冤亲债主，当这些邪魔、鬼神受到烟供时，就会消除心中的怨恨心，生出菩提心，不再伤害众生。藉由烟供布施，能使自己的心灵获得解脱，将功德回向六道众生，也是功德一件。一般人如果遭逢恶疾缠身、家庭失和、生意不顺、上业难养等问题，者佛加持之烟供力可尽除一切晦煞。

烟供种类	材料
烟供基本香材	白檀香、沉香、柏枝、苏卢 野蒿、甘松、达子香
烟供基本药材	诃子、藏红花、藏木香、小豆蔻（藏蔻） 丁香、乳香、安息香（除障香）、野麦冬 土砂仁（草果）、菩提树叶
烟供其他药材	金、银、铜、铁、珊瑚、玛瑙 青稞、米、玉米、小麦、黑芝麻、白芝麻……的粉末（香枝）

附录 / 本草纲目对香的引述

《药品化义》：“沉香，纯阳而升，体重而沉，味辛走散，气雄横行，故有通天彻地之功，治胸背四肢诸痛及皮肤作痒。且香能温养脏腑，保和卫气。若寒湿滞于下部，以此佐舒经药，善驱逐邪气；若跌扑损伤，以此佐和血药，能散瘀定痛；若怪异诸病，以此佐攻痰药，能降气安神。总之，疏通经络，血随气行，痰随气转，凡属痛痒，无不悉愈。”

《本草新编》：“沉香，温肾而又通心，用黄连、肉桂以交心肾者，不若用沉香更为省事，一药而两用之也。但用之以交心肾，须用之一钱为妙，不必水磨，切片为末，调入于心肾补药中同服可也。”

《本经逢原》》：“沉水香专于化气，诸气郁结不伸者宜之。温而不燥，行而不泄，扶脾达肾，摄火归原。主大肠虚秘，小便气淋及痰涎血出于脾者，为之要药。凡心腹卒痛、霍乱中恶、气逆喘急者，并宜酒磨服之；补命门精冷，宜入丸剂。同藿香、香附，治诸虚寒热；同丁香、肉桂，治胃虚呃逆；同紫苏、白豆蔻，治胃冷呕吐；同茯苓、人参，治心神不足；同川椒、肉桂，治命门火衰；同广木香、香附，治强忍入房，或过忍尿，以致胞转不通；同苁蓉、麻仁，治大肠虚秘。昔人四磨饮、沉香化气丸、滚痰丸用之，取其降泄也；沉香降气散用之，取其散结导气也；黑锡丸用之，取其纳气归元也。但多降少升，久服每致矢气无度，面黄少食，虚证百出矣。”

第三章 雪域高原的甘露品—藏药

　　青藏高原自古以来就有"药乡"的美称。而在历史上，青藏地区也曾产出神药，在《后汉书·南蛮西南夷传》一书中有言："土出长年神药"即可证明。西藏可以说是药材植物的宝库，许多珍贵药材都是西藏特有。西藏的药用植物甚至达数千种之多，其中还有多数人所熟知的冬虫夏草、贝母、知母、天麻、白道……等，可以说整个西藏山岭都是天然的药材宝库。藏药与中药不同之处在于，藏药将矿物也列为藏药材中的一种，这类药材甚至多达数十种，在《晶珠本草》书中提到的分类，矿物类药材甚至占藏药种类的37%。

　　藏药多预制成药，如：药丸、药散、膏油、冲剂等约剂型式，藏药的发源甚早，约在公元4世纪时就有天竺著名医学家入藏，将《脉经》、《药物经》、《治伤经》等五部医典带入西藏，因为这些医典的传入，对藏药的发展起了积极的影响作用。在公元7世纪时，文成公主嫁入西藏，除了开展了一段美丽的爱情故事外，更带入404种病方、5种诊断法和6种医疗器械4种医学论著。而在文成公主之后，公元8世纪时金城公主又入藏，并带入许多医药人员及医学论著，并将其中一部分著作译成藏文，如《索玛拉扎》（即《月王药珍》），让藏医药发展更为完备。

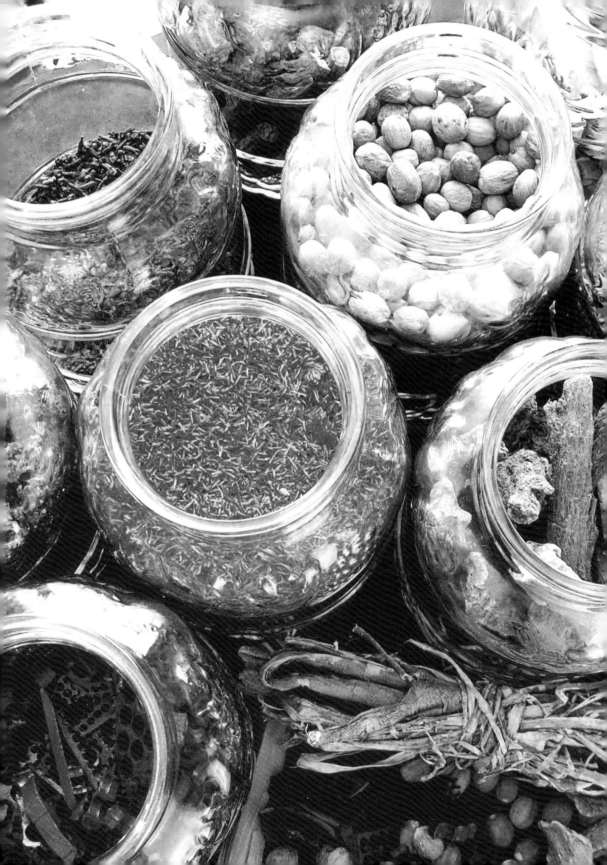

藏医理论（一）：有毒就有药

早在远古时代，生活在西藏高原的居民就在与大自然搏斗中逐步认识植物的性能，并发展其治疗经验；在狩猎的过程中，又逐渐发现一些动物的药理作用，因此，他们在药材的使用上从植物、动物到矿物都能融入药中。据传，公元前 3 世纪，西藏当地就有"有毒就有药"的观念与说法，这样的医药观念是非常先进的。在《宇陀·宁玛元丹贡布传》中更记载，西藏最早流行的一种医学为《本医》，虽然尚未建立系统性医学理论，但已开始用放血、火疗、涂抹等三种疗法来治病，甚至懂得用酥油止血，以青稞酒治疗外伤等简便的医疗行为。

在藏药的传承方面，藏医学生必须随师学习采药、辨认药材及炮制药材的方法，用这种实地采撷、辨识的方法让学生清楚地知道药的属性，而他们对采药的要求非常严格，必须视其生长季节、气候、土地属性，如：寒性草药必须采取生长在寒凉之地者、燥性草药必须采取生长在阳光充足之地者，绝不用不适当的草药，甚至采药时也讲究适合的节令及时辰，对于每种药的药性都必须确实掌握，以确保药性精华凝聚。

西藏医学认为，任何一种药材都有所属的药性与毒性，因此，采集回来的药物必须视药的种类以"水法"或"火法"处理，以达到药性增强、毒性减弱的效果。当这些药经过水、火法处理后，就会被制为丸、散或膏等成药，这些成药配方依照各成分以"君"、"后"、"臣"及"百姓"等类别区分，"君"就是药的主方，副方就以"臣"、"后"及"百姓"等搭配。因为藏药的配方是复方，所以在一颗藏药中，往往聚集超过百种以上的原始药材成分，有的成药配方甚至超过万种以上，在藏医中非常注重物性的相生相克之理，因此，在药物的搭配上也更为谨慎。

藏医利用药物寒热属性的不同，以此调整疾病寒热，达到治病效果，每一种药都

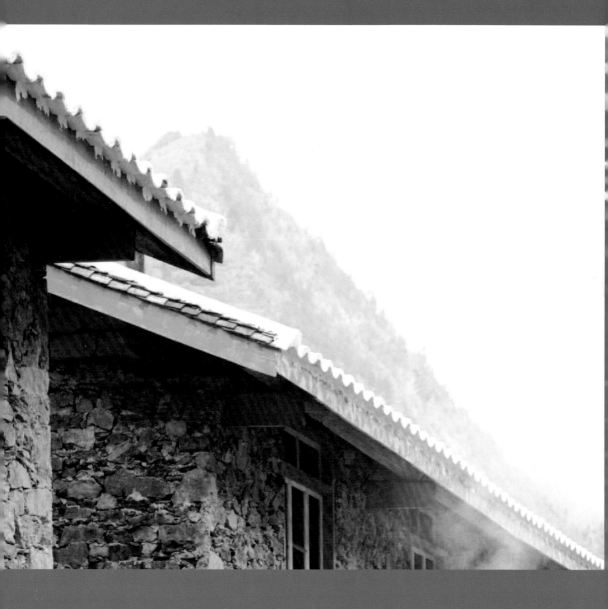

会依照药性、药效及药味做分类，寒性病下热性药、热性病下寒药做为调整，虚性体质用以补，太过实的就以泻的方式排出。如：寒药退热、燥药驱寒、苦味降火、性重者治心神不安……等病症。除了这些治病的藏药外，藏药中还有一系列用来作为日常保健的珍贵成药，这些成药以天珠、金、银、珍珠、珊瑚等珍贵矿物及动物类药材做成丸，疗效奇大，深受藏人称许，而被称为"宝丸"，是藏人送礼自用的珍品，或者做为药引子，以利药剂引向患病部位，达到更好的治疗效果。

藏人在药品方面的研究可说颇为深入及广泛，除了藏医所研究的藏药用法，藏人也自行研发出"酥油止血、酒糟治外伤"的实务经验，而且懂得利用柏树枝、艾蒿烟的方式防治瘟疫。

众药之王——诃子

在藏药中以"众药之王"的诃子（又名诃黎勒、藏青果）最有名，一般常见于药师佛左手处，藏医认为诃子具五味，五味理论在中国春秋战国时就已出现，讲的是四时五味及人如果过食五味会有什么不良后果等，而将五味作为药性理论最早见于《内经》、《本经》两书中。在《本经》中明确列出"药有酸、咸、甘、苦、辛五味"，并以五味配合四个时气的调节，而五味的另一种说法是：药物和食物的真实滋味。

因为诃子五味俱足，所以藏医视其为众药之王，主治"三邪"的各种症状，对血症及黄水症也有很好的效用，甚至可以用来解毒、补中益气，因此是不可缺少的一味主要药方。

众药之本——藏红花

有"众药之本"之称的藏红花（中文为"红花"或"番红花"），又称为"晶珠本草"，是一种由 Saffron Crocus 花朵中萃取而来的香料，具有活血化瘀、通络止痛的功效，是当地非常珍贵的药材，医学上以它作为治疗血瘀所引起的闭经、胸、腹等

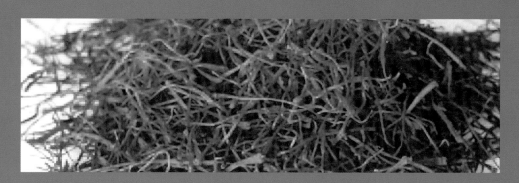

部位的疼痛及创伤肿痛，而藏红花因其中含有超过 150 种挥发性化合物与芳香族产物，并含有如类胡萝卜素的非挥发性化合物，除了活血外，也具有养血功能。

　　藏红花是昂贵的香料之一，含有丰富的类胡萝卜素与维生素 B 群，藏医认为，藏红花能保护消化系统，益于肝脏，甚至可以用来治疗忧郁症。藏红花还具有排毒效果，并有助预防心血管疾病。

宝石之王—土耳其玉

　　藏药中有一种绿松石类的矿物，被藏人称为"宝石之王"或"众石之王"，又名"土耳其玉"，药性凉而味涩，具有清热、解毒、保肝等功效，因此被藏医用在肝热病、肝中毒、眼病等病症上。

主治眼翳病的玛瑙

　　妇女做为配饰的物品—玛瑙，是一种在火山作用后期经由热水溶液沉积而成的二氧化硅胶体，为矿物石英隐晶质变种之一，为不规则块状石，质地硬且脆，易碎，磨成粉后无气味，性辛、寒，无毒，主治眼翳病，这是中医上比较少用以入药的成分，因此而显出它们的特别。

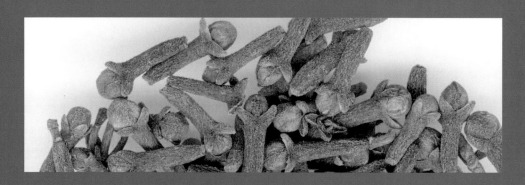

最佳的抗发炎药物—肉豆蔻

肉豆蔻的果实与精油可以用来对抗各类隆 丙，是极佳的抗发炎药物，能保护肠胃，抑制癌细胞病变的产生；肉豆蔻还有镇静心 神的作用，对于预防心血管疾病效果佳，同时具有催情作用。

抗氧化、抗老化的丁香

藏医认为，丁香能预防心绞痛，所含丁香 酚具有麻醉与抑菌效果，抗氧化效果极佳。

藏药理论（二）：毒草能成药

藏医把每一样物品的物性研究得很清楚，并加入药品中，甚至更将毒用药，其中最特别的是他们将汞—即水银入药，藏药中有一味药称为"佐塔"，就是以剧毒水银为主要成分，融入八珍、八铁，八珍指的是珊瑚、玛瑙、猫眼石、绿松石等八种珍贵矿物；而八铁就是黄金、白银、铜、铁、铅等金属，经过复杂的洗炼程式而形成具有神奇疗效的良药"佐塔"，这一味药材可以说是藏药中最核心也最神秘的成分，因为汞具有毒性，在制作的时候必须非常谨慎。由于"佐塔"是一种用水银洗炼八珍与八铁而制成的特殊药剂，算是重金属加矿物加毒物的三重药物，一般而言，藏医如果遇到严重疾病时就必须以这种"仁青"系列的药和以"佐塔"来医治，也因为水银具有毒性，所以在制药及用药时也会特别留意。因此，如果是具有水银成分的药都会在药品前加上"仁青"两字，让医者了解这是具有毒性的药，藏药中有一种用以治疗胃肠类的著名药物"仁青芒觉"，就是一种加入水银的药物。

藏医对每一种药材都有深入的研究，因而有句藏谚说："若知使用法，毒草能成药。"

五行说、六味、八性、十七效

公元8世纪时的藏医书籍《月王药诊》提出五行学说和六味、八性、十七效的概念，对于植物生态的研究起源甚早，依植物药用的部位按品种、功用而细分为根、根茎、叶、花、果、种子、皮、茎、地上部分、全草等十种。

在五行说的药物中，根及根茎类药材大都属于土性，五色中为黄或淡黄色，包含马尿泡、大戟、大黄、红景天、山莨菪等，这类药物可治隆（气、血）病，性重、稳、钝、柔、润、干，味甘，有滋补之效，可用来强健筋骨、增强体力。

皮、叶类药材属水性，五色中属白色，这类药物包含榆树皮、柳树皮、茶藨子皮等；叶类药则有杜鹃、圆柏、水柏枝等；可治赤巴（胆、火）病，性寒、凉、润、稀、钝、软、柔，味涩而酸，可以使饮食营养均衡，能聚合骨、肉、血、脂肪、骨、骨髓、精等七大物质，增生肌肉。

花、种子类药材属火性，五色中属红色，这类药材可以治疗培根（土、水）病，具有促进七大物质基础成熟的功效，能帮助消化、促进吸收、滋润肌肤。

皮类药材属气性，五色中属绿色，这类药材包含榆树皮、柳树皮、茶蘪子皮等，有强筋健骨、活通经络、收敛疮疡的功效。

果实、种子类药材属空性，五色中属蓝色，这类药材包含沙棘、胡芦巴、忍冬、葶苈子、鬼臼、角蒿等，能通行全身、舒胸宽腹，适用于一切疾病。

藏药中的八大类植物类药与疗效：

清热解毒，治感冒的药	如毛翠雀花、铁棒锤、乌奴龙胆等。
利肝利胆的药	如虎耳草、椭叶花锚、唐古特乌头等。
防治气管炎的药	如牛尾蒿、杜鹃叶、藏龙旦等。
防治肺结核、肺脓肿的药	如红景天、黑虎耳草、草莓等。
防治风湿性关节炎的药	如野豌豆、灰枸子、圆柏果、独行菜等。
降血压的药	如短管兔耳草、全绿绒蒿等。
活血散瘀，治疗跌打损伤的药	如总状绿绒蒿、独一味、川西锦鸡儿等。
调经活血，治疗妇科疾病的药	如水母雪莲、羽叶点地等。

冬虫夏草

国人耳熟能详的"冬虫夏草"由一种昆虫与真菌联合而生，学名为虫草蝙蝠蛾，属肉座菌目麦角菌科，具有补肺益肾、止血化痰的功效，也有滋补健身、壮阳滋阴、延年益寿的效果，生长于海拔3800～5000米的高山草原带，无法人工种植，数量稀少，须慎防仿冒品。

红景天

一般平地人上高原地时必备的药品—"红景天"可以抗缺氧、调节生理变化，引起广大的注意，红景天多半生长在海拔3500米以上的高山或丛林中，采收量并不大。据说，过去只有皇帝才能吃到红景天，一般老百姓是吃不到的，有个关于红景天的传说是——乾隆皇因为长期服用红景天，才能健康、长寿。红景天因为长时间面临缺氧、干燥及强烈紫外线照射等恶劣环境，适应力强，特别具有活性，因而对人体的健康产生极大助益。红景天性凉，因此具有清热效果，还有养肺效用，能滋补元气、除口臭，可以说是非常特殊的一种药品。对藏医来说，一种药治一种病，但红景天的特殊疗效让他们将其应用在多种疾病上，并称它为神奇的药用植物，所以红景天也被称为"雪域之花"、"高原人参"或"天上的灵芝"。

西藏雪莲

"西藏雪莲"又称为"雪莲花"，生长在海拔4300米以上的喜马拉雅山悬崖之上，受天地灵气孕育而生，吸收雪地与日月精华，是少有的珍贵药材，雪莲味苦、性温，主要用于清热解毒、祛风湿、消肿与止痛上，或者也可用于妇科疾病、中风、类风湿性关节炎与高山反应上，还具有外敷消肿作用，传说，饮用雪莲苞叶上的露珠可以驱邪除病，延年益寿。雪莲花所含秋水仙碱成分能抑制癌细胞增长，临床上用来治疗癌症、白血病等，具有镇痛、消炎功效，不过，因为秋水仙碱具有毒性，如果是用在风湿性关节炎及妇科疾病上则不宜多服，有时甚至可能会引起食欲减退、腹胀、恶心呕吐、四肢　痛或便秘等症状，最好经医生诊断后服用。

第四章 雪域高原的氛香场域——药浴

关于西藏药浴的源起，有个美丽的传说。相传某年秋天，青藏高原出现瘟疫，观世音菩萨因而派仙女从玉池取来神水倒入江河、湖泊中。当天夜晚，许多人梦见一位患病的姑娘在拉萨河里沐浴，沐浴之后她的病不药而愈，而且变得光艳照人。于是众人起而效尤，瘟疫所带来的疾病与灾难消失而不复见。 药浴保健在西藏有着悠久的历史，从吐蕃时期流传下来的故事传说中，就有"熏香沐浴"的说法，而在藏药典籍中，对于沐浴的健身治病功能也有详尽的分类和描述。

西藏医药经典《四部医典》中记载，藏药浴又称为五味甘露浴，将圆柏叶、黄花杜鹃叶、水柏枝、麻黄、丛生黄菊熬制成汤，然后将身体局部或全部侵泡于药浴里，在热能的作用下，药物会逐渐透过皮肤，渗透到体内发挥疗效。藏药浴是藏药中最具特色的自然疗法，具有缓解颈椎、腰椎、关节疼痛，祛除风湿，增强免疫力的功效，还能消除疲劳，甚至达到减肥、美颜等效果。。

藏药浴综合水浴、药浴、熏浴、蒸气浴特点

西藏医学追求的是生理与心理的内在与外在平衡，同时强调用自然疗法达到治疗目的，他们习于以饮食或调整生活方式做为自然疗法与养生的桥梁，如果这两种方

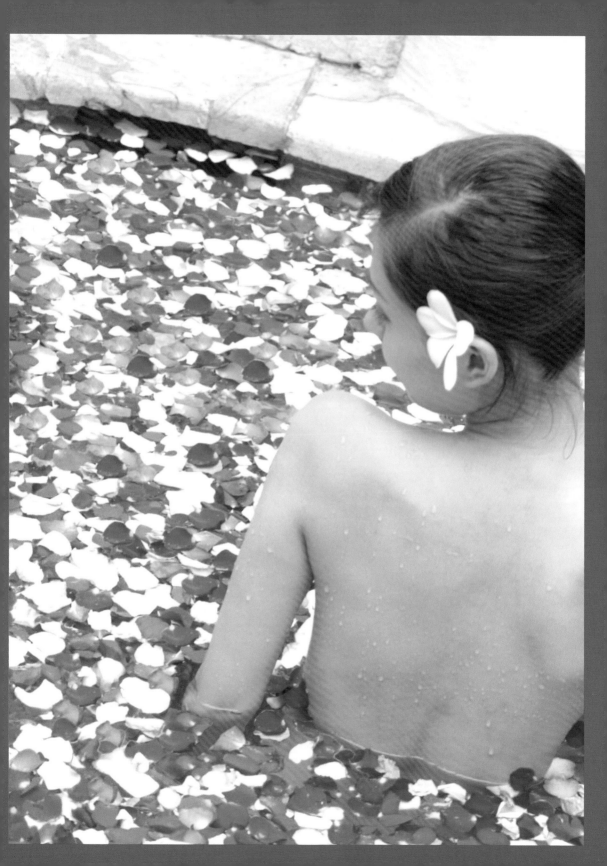

式仍无法让身心获得疗愈，他们倾向采集并以调草药的方式做为第二阶段的治疗。藏医熟知上千种草药的功效与彼此搭配的疗效优劣，数百年来，藏医对草药的运用经验让他们得以发展出庞大而具系统性的药典宝库，并整理成多种草药配方。《医疗密续》中罗列近 2300 种药方原料，其中约有 1000 种原料来自于植物，约 450 种原料来自于动物，800 多种原料来自于矿物。

藏药浴从理论上说，是沐浴节的延续和深化，它综合了水浴、药浴、熏浴、蒸气浴的特点，形成了一整套理论体系和操作规程。如果说沐浴仅仅是一种宽松的健身活动，那么藏药浴就有很强的针对性。如藏药浴中最常见的"五味甘露汤"，就是将圆柏叶、黄花杜鹃叶、水柏枝、麻黄、丛生黄菊等五种药用植物放在一起煎煮成汤，用其水气熏洗身体，具有清热解毒、活血化瘀、益肾壮腰的功效。为了扩大藏药浴的治病范围，历代藏医们经过不断的努力探索和临床实验，在藏药浴这一领域已成功研制多种配方，分别针对五脏六腑的疾病和关节、皮肤、神经等病症进行治疗和预防。

藏医药浴疗法是藏医学中特殊的一种特色治疗手段，将全身或部分肢体浸泡于药液中，选择适当温度，洗浴全身或患部。药液借助水的特性，将相关的药物溶于水，采用温热法，使药物透过皮肤毛孔、穴位等直接进入经络、血脉、分布全身，通过物理效应与药理效应发挥治疗作用。

藏医药浴的发展经过了漫长的实践经验，很早以前藏族人民就知道用温泉沐浴能治疗许多疾病。青藏高原雪峰耸立，气候独特，蕴藏着丰富的地热资源——温泉，常用的药用温泉有硫磺温泉、寒水石温泉、矾石温泉、五灵脂温泉、石灰石温泉等，藏医学家应用温泉的原理和方法，将其推广发展为独具特色的藏医药浴法，根据各地气候特点，选择适宜季节药浴。

藏医的整合医学师—草药师

训练一位草药师约需经过7~8年，除了必须培养草药师了解草药特性外，对于草药本身的医疗效果、对身体的作用机制、如何将草药制做成药物、避免草药对身体产生副作用……等各环节都必须了解透彻，才有办法将草药的特性发挥得淋漓尽致。调配药物时须考量草药的6种性味—酸、甜、咸、苦、辣、收敛；8种影响体内能量的能力——重、顺、软、轻、凉、粗、辣、利与17种草药功效——温、热、凉、冷、厚、薄、湿、干、轻、重、稳、粗、动、利、钝、柔、软等。《四部医典》认为，藏式草药有两个主要的力量：镇静与排泄，镇静的草药能平衡体内隆的能量；排泄的草药能净化经脉。

另类藏式自然疗法

药浴是藏人发展出能够降低免疫系统活动的另类自然疗法，此外，西藏药浴对于风湿性关节炎患者也相当有助益。传统的藏式药浴必须至少七天，每天持续使用五种草药——青蒿、红杜鹃、肉豆蔻、麻黄与意大利柏树，其中，青蒿所含的青蒿素能有效降低疟疾死亡率，治愈率达97%；红杜鹃具有强化心脏、解毒与平衡情绪的功效；肉豆蔻能平衡隆能量；麻黄能促进身体排汗；意大利柏树具有治疗湿疹等皮肤症状与抗病毒效果。

藏药浴的禁忌对象

1.孕妇	7.肝、肾功能不全者
2.高血压患者	8.精神疾病患者
3.心脏功能不全者	9.癫痫患者
4.有出血倾向者	10.身体浮肿者

| 5.患有高热性疾病者 | 11.不能自我约束者 |
| 6.活动性肺结核患者 | 12.其他传染性疾病者 |

药浴液的提取法

随着科技的进步，传统的藏药浴也有了长足的进步与发展。以往用锅烧煮取药液的方法已被现代的浓缩提取设备所代替，根据操作规程和工艺，将大量的药用植物"五味甘露散"等提取出有效药液保存备用，发挥了事半功倍的效果。

临床中常用的几种藏药浴法

1. 蒸气浴法：将"五味甘露散"提取药液加调配加味药液煮于一大锅，上面盖一个有许多小孔的木板，接着再铺上毛毯，令患者躺于其上，覆盖棉被，或是坐在有许多小孔的木凳上，蒸气不外泄最佳。用蒸气蒸腾熏洗治疗，具有清热解毒、活血化瘀、益肾壮腰的功效，对瘫痪等疾病的治疗效果佳果。

2. 药水浴法：将药液放入浴池或浴盆中，温度控制在 38℃～40℃ 之间，把全身或患处浸在药液中，时间从一次 30 分钟到 60 分钟，然后随疗程从 60 分钟减至 30 分钟。根据病情补充药量、药味及药液温度，使药液保持恒温和药力，达到治疗效果，药水浴法是藏药浴中最常用的一种方法。

3. 敷浴法：将"五味甘露散"与应病情需要配制的加味药物相调和，临床上常用单味药或成品复方藏药进行调配，如：消炎止痛时加"五味麝香散"，神经性疾病加入"如意珍宝散"，肾脏病加入"十味乳香散"、"十八味欧曲散"等,把配制药物粉碎后放入小布袋中包好,经适合温度烧煮后,包扎或放置于患部,从而发挥治疗作用。这个方法适用于患部　限者。

藏药浴一般以 7 天或 21 天为一疗程,每天入浴 1~2 次,可根据病情适当增减疗程,达到最佳治疗效果。上述药浴的方法可独立进入疗程治疗或两种浴法搭配后同时应用,如先蒸后浴。

藏药浴的操作

藏药浴的操作在改进的同时也遵循传统步骤,藏药浴讲究因人而异,每个人的体质、健康状况各不相同,因此浴前须经医生诊脉确定病情后,在"五味甘露散"的基础上研究配制加味药,以达药物的神奇效果。药浴前,用热水沐浴洗身后入蒸气浴室,舒张毛孔,熏洗身体。或入浴池、浴盆,将全身或患部浸于药液中,并轻柔搓洗,按摩穴位,保持药液温度,浴后上床盖被静卧发汗,注意保暖,同时恢复体力。操作过程中禁止剧烈活动、劳累等。

药浴的护理

患者在药浴前后需要细心护理,以达最佳治疗目的。浴前要消除患者担心支持不住等顾虑,鼓励其密切配合,坚持按疗程治疗,并经过医生的检查后才能进行。药浴期间要保持室内空气流通,温度适宜,根据病人的体质调节药液的温度以及药浴时间。药浴期间由于药液温度较高,时间较长,浴者会大量发汗,容易造成虚脱,所以应该准备好饮品,边泡药浴边饮用,补充流失的水份,同时在药浴前 10 天左右完成病人的饮食调整,多吃一些高蛋白、高维生素的饮食等。浴后覆盖棉被发汗 1~2 小时,并注意保暖,以免受凉。

第五章 超越意识的无上修行

——静坐、冥想

藏式"超觉静坐"减轻现代人的焦虑

藏人笃信佛教，尤其重视心性的养生，认为人的情绪变化会因内、外在环境的影响而改变，除了强调疾病的发生与贪、嗔、痴三因有关外，外在环境刺激所引起的忧伤、惊吓、恐惧、长期郁闷……等，也是影响人体健康的重要因素，这些急性情绪可能引发各类身体疾病。

此时，回归慢活、冥想、瑜珈与静坐等灵修式运动与修习，逐渐成为舒压风潮，这类东方式的灵修与舒压妙法也引起西方世界的高度瞩目，其中又以藏式静坐、冥想等舒压方式最受欢迎。

藏医理论部分与中医相似，融合中国医学、印度医学、埃及医学、希腊医学、阿拉伯医学等医药理论。其中，早期由玛哈礼希 (Maharishi Mahesh Yogi) 发展的"超觉静坐"(Transcendental Meditation，简称 TM) 试验发现，超觉静坐可以有效降低血压、减轻慢性疼痛、降低胆固醇、减轻焦虑感，进而达到提升生活品质的效果。另外还有一种西藏传统的特殊冥想方式——专一冥想 (Mindfulness Meditation) 也被公认为具有纾缓压力、慢性疼痛与慢性病的效果。

藏医师 Eliot Tokar 认为，心理疾病需要一种以上的治疗方式，最好能结合行为控制、饮食控制、草药治疗和生理治疗，并适时加入心理咨询才能达到最好的治疗效果。

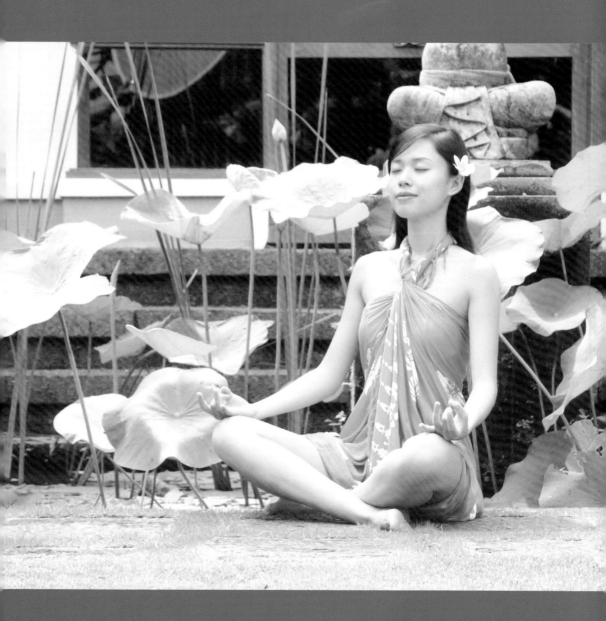

舒压妙法1—超觉静坐

　　超觉静坐是一种能使心智活动减少, 使身体进入深度休息状态的一种简单的静坐方式。这是一种更胜于深度睡眠的休息状态, 能有效解除日积月累的疲劳感, 消除累积的压力, 只要规律练习一段时间, 身心都会获得缓解, 能有效减压, 是修身养性、开发心智潜能、获得健康的养生捷径。

　　超觉静坐源自古印度维德师尊传统, 与其他静坐方式不同, 一般静坐法利用集中或联想方式, 试图把思维保持在表层, 而超觉静坐则系统性地把心智带到思想深处, 使生命迈向更大的成功与圆满境地。

超觉静坐的四大要素:

1. 静坐时, 内外环境都必须安静。"内环境"指个人的心境, "外环境"则指所处的周围环境。

2. 静坐时必须有一个供心向专注的目的物。该目的物可以是重复的一个单字或一种声音, 也可以是抽象的图形。

3. 静坐时必须保持被动的心态, 摒除一切杂念, 要心如止水, 无所思, 无所欲, 静候心灵波动的自然起伏。

4. 最后, 也是最重要的, 保持身心安适—轻松、舒适、安静、自然。

超觉静坐的六个步骤:

1. 在安静的房间里, 盘腿坐在褥垫上。房间的灯光必须柔和。

2. 闭上眼睛。。

3. 尽量放松全身的肌肉, 试着先从脚部开始, 然后由下而上, 一直放松到头

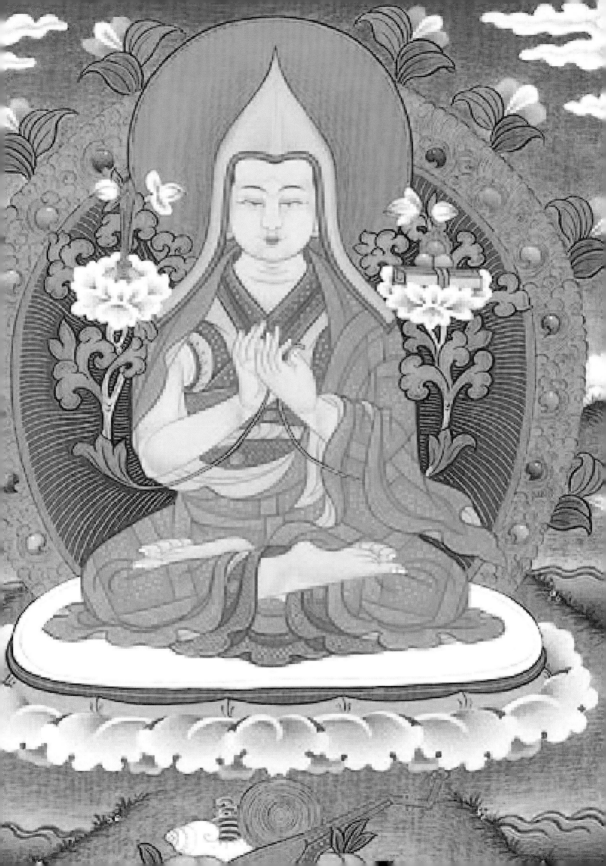

部。

4. 用鼻子呼吸，并使自己感觉到空气从鼻孔出入。在每次呼气时，心中默数
"1"。如此继续进行 20 分钟后，自行停止。睁开眼睛看看时间（预计每次
20 分钟），但切记不要用闹钟。之后，再阖起眼睛休息一两分钟，一段练习，
即告停止。

5. 只要保持练习，不求急功，不必担心是否有进步。身心一时不能随心所欲
达到深度放松的目的，也不必着急。只要继续练习，最后终会获致静坐的效
果。

6. 每天练习一次或两次，但练习时间至少要在饭后两小时。

舒压妙法2—冥想

另一个被广为推崇的藏式舒压法是"冥想"（Meditation）。冥想是上想法不受
控制，释放自我，任由思绪飘动如风、淌流似水，在释放心灵的过程中，压力得以释
放。一般人从小习惯压抑与自我控制，经年累月下，压力便逐渐累积，形成内心深处
一道道伤痕。冥想带领我们放下自我，面对内心真实的自己，透过冥想，能与内在的
自我重新连结，带来充实的力量，忘却世俗的烦忧与人言可畏，感受内在心灵的丰富
与满足，在这样的境界中，可以体会到单纯呼吸的喜悦，感受内在真实与纯粹的思
绪，进入无欲无求的境界。当内心一无所求时便没有压力。

藉由冥想，可以找回平静的心灵、减缓新陈代谢。科学研究发现，如果将冥想运
用于癌症患者身上能有效地改变患者的心理状态，影响治疗效果，同时可能影响人
体免疫系统，而透过冥想方式让身体与心灵获得舒压、平静与放松，对健康与养生绝
对有正面助益。

◎冥想的三大步骤：

1. 滋养

冥想三步骤要与基本呼吸技巧密切配合，也就是吸气—屏气—吐气。可以一面吸气（舌尖抵住上颚，用鼻子吸气），一面想像从鼻子吸入的空气充满无形、密度极高的有益能量。

从开始吸气到肺里满载空气的这段期间，可以导引思想，以便观想（请善用想像力！）进入体内的能量，好好品尝它们的滋味和香气。如果是在郊外进行冥想，吸入的空气具有更多正面能量，所感受到的空气滋味会更美好，但如果是在室内冥想，那就好好发挥想像力吧！不妨想像空气中包含一些看不见的"维他命"，可以强化身体，治疗各种病痛。

这个吸气和冥想的过程，称之为"滋养"。能不能成功做好这个项目，关键在于想像力。想像一下，人一出生就开始受到空气"滋养"，并透过空气本身的消化系统加以吸收。再想像一下空气里除了氧气、氮气之外，可还包含了其他"养份"？这些"养份"正透过心灵的力量被吸收，并且代谢得更好！

2. 内在膨胀

冥想的第二步骤，是把刚刚吸入的空气屏在肺里涵养。这段期间从 3~8 秒钟不等，必须导引思想，并想像"养份"正在全身流动，让整个人隐隐发光，从内在开始更新。内在的每一部份（包括五脏六腑、每根骨头、每块肌肉，特别是心灵）都在发光，全都在膨胀。

在这短短的几秒钟内，把全世界都忘掉，专注于自己的心念上，把身上所有正面能量用在改善自我与提升精、气、神上。

如果感觉某个器官或身体某部位有病痛，就把念力集中在那里，不用多久，它们就会自然痊愈。心灵具有无比的力量，假如能学会积极运用，就会惊讶于它所带来的正面能量以及对身体的帮助。

3. 释放

第三步骤要搭配吐气过程一起进行。当空气轻轻摩擦着喉咙，吐气呼出时要想像所有不好的东西都随着空气被驱除到体外。每一种疾病、疼痛和不快的思想都已一吐而空。

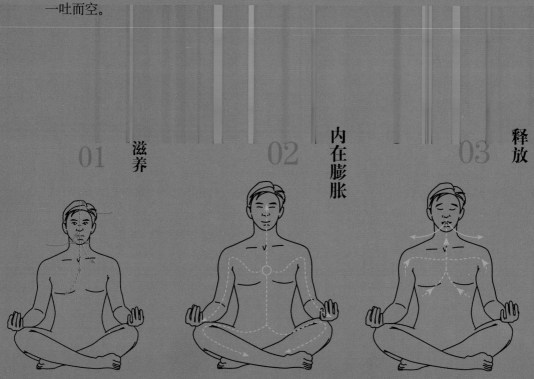

01 滋养

02 内在膨胀

03 释放

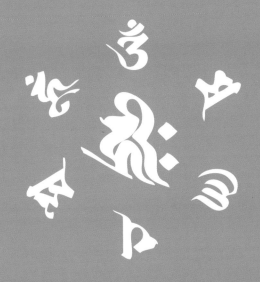

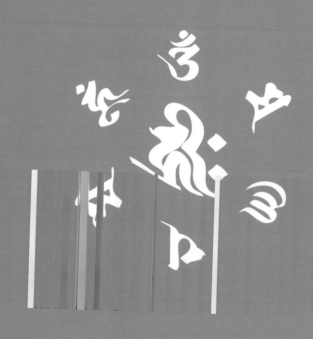

图书在版编目（CIP）数据

西藏感官养生书 / 蒋荣玉著 . -- 北京 ：中央编译出版社, 2013.1

ISBN 978-7-5117-0901-1

Ⅰ．①西… Ⅱ．①蒋… Ⅲ．①藏医–养生（中医） Ⅳ．①R281.4

中国版本图书馆 CIP 数据核字（2011）第 109986 号

出版人：刘明清
出版策划：薛江
出版统筹：谭洁
责任编辑：董巍
责任印刷：尹珺
书籍装帧：博文思远—彭文霞

出版发行：中央编译出版社
地址：北京西城区车公庄乙 5 号鸿儒大厦 B 座（100044）
电话：（010）52612345（总编室）　　（010）52612363（编辑室）
　　　（010）66130345（发行部）　　（010）66509618（读者服务部）
　　　（010）66161011（团购部）　　（010）52612332（网络销售部）
网址：www.cctpbook.com
经销：全国新华书店
印刷：北京国邦印刷有限责任公司
开本：700 毫米×1000 毫米 1/16
字数：120 千
印张：17.75　插页：3
版次：2013 年 1 月第 1 版第 1 次印刷
定价：78 元

本社常年法律顾问：北京市吴栾赵阁律师事务所律师　闫军　梁勤
凡有印装质量问题，本社负责调换。电话：（010）66509618
本书中文简体版权由凯信出版事业有限公司独家授权

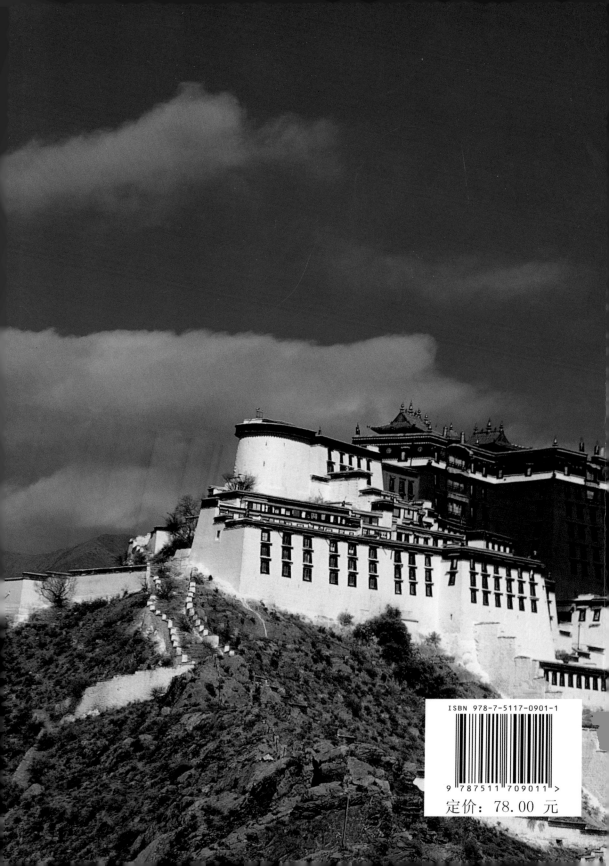

ISBN 978-7-5117-0901-1

9 787511 709011 >

定价：78.00 元